KB274118

백년 영양

백년 영양

맛있게 먹고 행복하게 사는 장수의 비결

가와구치 미키코 지음
김동연 옮김

로그인

나는 맛있게 먹고, 또 맛있게 먹는 모습을 보면서 행복을 느끼는 임상 영양사 가와구치 미키코이다. 이렇게 독자 여러분을 만나게 되어 더없이 기쁘다.

나는 현재 도쿄에 있는 오쓰마 여자대학 가정학부에서 미래의 영양사와 영양관리사들을 양성하는 일을 하고 있다. 대학에 오기 전인 2013년 3월까지는 고향인 시마네현에 위치한 시마네대학 의학부 부속병원 영양관리실에서 근무했다. 질병이나 부상으로 입원한 환자들의 영양 상태를 진단하고, 필요한 영양을 갖춘 병원식을 제공하는 일이었다. 지금도 현장 조사의 일환으로 도쿄에 있는 클리닉 몇 곳과 요양 시설에서 식사 지원과 영양 상담, 방문 영양 관리 등을 하고 있다. 식사를 통한 치료가 가능하다는 믿음으로 일하고 있다.

　여러분은 평생 밥을 몇 번이나 먹는지 알고 있는가? 평균수명 50세, 70세, 80세를 거쳐 이제 우리는 100세 시대에 살게 되었다. 이에 따라 한 사람이 평생 먹는 식사 횟수도 크게 증가했다. 증가한 수명을 20년이라 치고 횟수로 따져보았을 때 무려 21,900회로, 엄청난 숫자다.

　하지만 사람들은 건강을 유지하려면 무엇을 어떻게 먹어야 하는지, 영양이 체내에서 어떻게 쓰이는지는 정확하게 모르고 있다. 그 결과 마음 가는 대로, 입이 원하는 대로 음식을 먹고 있다.

　우리는 모두 평등하게 노화를 맞이한다. 나이가 들면 대사 기능이 떨어지는데, 이때 중요한 것이 음식과 영양이다. 이것이 인생 후반의 삶의 질을 좌우한다고 해도 과언이 아니다. 즉 무엇을 어떻게 먹느냐에 따라 몸이 달라지고, 몸이 달라지면 뇌도 마음도 달라진다.

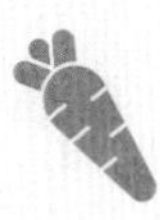

영양이란 더 건강하게 살기 위해 음식을 '선택'하는 과정이다. 많은 사람들이 자신의 의지로 음식을 먹기 때문이다. 즉 먹는 행위는 자발적이고 자율적인 선택의 행위이다. 이 말은 곧 건강한 장수를 선택하는 사람은 자기 자신이라는 뜻이다. 그렇다면 어떤 선택을 해야 건강하게 천수를 누릴 수 있을까? 이 책을 통해 지금부터 그 방법과 팁을 소개하려고 한다.

먼저 현재 특별한 질환은 없지만 지금의 건강을 유지하고 싶어 하는 분들에게 어떻게 영양을 섭취해야 하는지 알려줄 것이다. 그런 다음 현대인의 식사가 가진 문제점을 살피고 식생활을 점검해 보려 한다. 마지막으로 질병에 걸려 '먹는 기능'에 문제가 생긴 상황에서 어떻게 하면 회복할 수 있는지 알려줄 것이다.

암을 비롯한 다양한 질환을 치료하는 기술이 진화하면서 질병과 함께 살아가는 기간, 치료 후 일상에 복귀하여 재발 예방에 힘쓰는 기간이 길어졌다. 수명이 늘었다는 말에는 이런 부분도 포함될 것이다. 중년 이후가 되면 많은 경우 적게는 한두 가지에서 많게는 대여섯 가지의 기저 질환을 관리하면서 살아간다. 지병이 있는 분이라면 치료 차원에서라도 '영양 관리'에 각별히 더 신경 써야 한다. 특히 식사를 원활하게 하지 못하는 이유에 대해 환자 자신과 가족이 알고 있는 것은 매우 중요하다.

의학 교육에서 '영양'이 중시된 것은 최근의 일이다. 그런 만큼 건강할 때와 투병 중일 때의 영양 관리가 어떻게 달라지는지 핵심 내용을 알아둘 필요가 있다. 그럼 지금부터 맛있게 먹고 행복하게 사는, 궁극적으로 장수로 가는 비결을 소개하겠다.

가와구치 미키코

차례

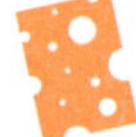
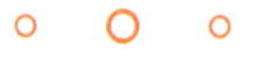
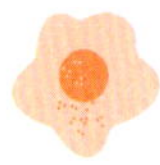

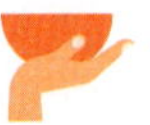

2장

맛있게 먹고
건강하게 오래 사는 법

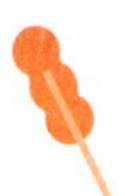
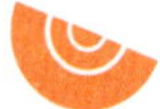

3장

'저영양'으로부터
몸을 지키는 법

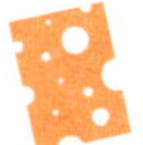
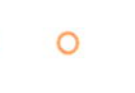

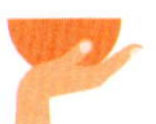

4장
'장수 식단'을 꾸준히 유지하는 방법

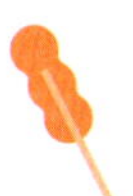

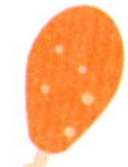

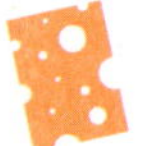
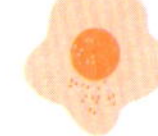

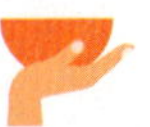

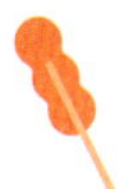

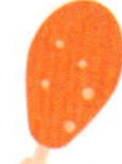

1장

고령자의
식사 시간 엿보기

식사는 체력 소모가 매우 큰 행위

임상영양사(영양관리사)라는 직업 특성상 나는 여러 사람들의 식생활을 들여다볼 기회가 많다. 내 업무의 핵심은 질병이나 부상으로 치료가 필요한 사람, 비교적 건강하지만 고령인 사람, 건강에 이상 징후가 보이는 중장년의 영양과 식사를 관리하는 것이지만 꼭 여기에만 국한되지는 않는다. '스포츠 영양'이나 '임신과 출산을 계획하는 부부의 영양'까지 모든 대상의 식사법을 두루 접하고 관리하는 게 나의 일이다. 이런 다양한, 그리고 오랜 경험을 바탕으로 내가 굳게 믿는 말이 있는데, 바로 '잘 먹는 사람이 잘 산다'이다.

여기서 '잘 먹는 사람'은 대식가를 뜻하는 것이 아니다. 어떤 음식이든 가리지 않고 맛있게 즐기고 충분히 먹는 사람을 의미한다. 이는 지금까지 내가 만난, 건강하게 장수하는 사람들의 기본 요건에 일치한다. 짧은 입원 생활로 치료를 마치는 사람, 생활습관병(성인병)을 현명하게 관리하는 사람, 부상을 입었음에도 좌절하지 않고 꾸준히 연습을 이어가는 선수, 임신 중인 부부 또한 이에 해당한다.

애초에 이것도 싫고 저것도 별로라는 생각으로 음식을 대하면 식사를 즐기기 힘들다. 그러면 맛있게 먹을 수 있는 기회가 줄어들고, 먹는 행위 자체가 부담으로 느껴져 음식이 잘 넘어가지도 않는다. 영양제나 보조제를 통해 보충한다고 해도 입으로 씹고 소화 기관을 활용하는 영양의 프로세스와는 아무래도 달라서 영양 불균형이 될 가능성이 높다. 우리의 몸과 마음은 음식에 들어 있는 영양을 에너지 삼아 '활동'하기 때문에 편중된 식사는 사람의 활동과 건강에 그대로 반영될 수밖에 없다.

잘 먹는 사람에게는 영양 불균형이 거의 생기지 않는다. 잘 먹으니 건강하게 활동할 수 있고, 자신의 목표를 향해 나아갈 수도 있다. 오랜 경험으로 말하건대, 먹는 행위에도 체력이 필요하다. 고령에도 '충분히 먹을 수 있다'는 것은 결국 건강하다는 증거다.

식욕이 충분해야 음식도 생각나고, 장보기나 요리, 외식을 하고 싶은 마음도 생긴다. 원하는 음식을 맛있게 먹고, 충분히 소화 흡수시키고, 문제없이 배설하는 사람. 이런 사람이 바로 잘 먹는 사람이다. 무심하게 넘겼겠지만 배달 음식 하나를 시키는 데도 많은 노력이 필요하다. 메뉴를 정하고 실제로 주문하기까지의 행동력, 최소한의 경제력, 사람을 상대하려는 의욕, 그리고 소통 능력까지 쉬워 보이지만 결코 쉬운 일이 아니다.

"손주가 놀러 온다고 해서 외식을 하러 갈 생각이야.", "복날이라 단골 식당에 가서 삼계탕을 먹으려고 해." 80대 이상의 어르신들에게 이런 말을 들으면 나는 괜히 기쁘다. 어르신이 지금까지 자신의 몸을 잘 챙기며 살아오셨다는 사실에 나도 모르게 존경심이 솟아나는 것이다. 잘 먹는 사람은 하루아침에 만들어지지 않는다. 오랫동안 지속해온 건강한 식습관의 결과이다.

열심히 섭취한 단백질이 '유령 단백질'이 되었다?

현장에 있다 보면 안타까운 경우를 종종 본다. 건강을 지키기 위해 지켜온 식생활이 본의 아니게 '편식'으로 이어져 영양 불균형이라는 결과를 맞이한 경우다. 이 중 특히 눈에 띄는 것이 '단백질 과다 섭취'와 '당질 과잉 절제'이다.

이 난감한 결과의 원인은 다음과 같은 정보가 여러 매체를 통해 유포되면서 사람들의 기억 속에 각인되었기 때문이다.

* 고령이 되어서도 근육을 유지하려면 '단백질'을 섭취해야 한다.

* 당질의 과다 섭취는 비만의 원인이 된다.

* 당질 과다 섭취로 발생하는 '당화'와 '염증'은 여러 질병의 원인이므로 삼가야 한다.

완전히 틀린 말은 아니다. 이와 같은 정보가 활발하게 보도되는 배경 (이에 대해서는 차차 설명하고자 한다.)에 대해서도 이해되는 측면이 있다. 하지만 이러한 논리에 매몰되어 단백질은 과도하게 섭취하고 당질은 지나치게 삼갈 경우 오히려 건강이 나빠질 수 있다. 그리고 나는 실제로 그런 경우를 많이 보고 있다. 이러한 식습관이 결과적으로 기대했던 '근육 증가'와 '건강 유지'는 무시된 채 '단백질 증량'과 '당질 감량'이라는 논리만 믿은 안타까운 결과다.

얼마 전 한 초로의 여성이 내게 이렇게 말했다.

"아침과 점심에는 주로 달걀과 청국장, 생선을 먹는데 이것만으로 충분히 배가 불러요. 저녁에는 생선 요리와 두부 위주로 먹는데, 이렇게 하다 보니 주식인 밥이 들어가지 않아요. 나이 들수록 단백질 섭취가 중요하다고 하니 밥은 먹지 않아도 괜찮지요? 근육이 줄어들지 않도록 노력하고 있어요."

나는 혹시나 하는 마음에 "식사는 맛있나요?"라고 물었다. 돌아온 대답은 "사실 밥이랑 생선을 함께 먹을 때가 더 맛있어요. 하지만 참는 거죠. 단백질을 먹고 나면 배불러서 더는 먹지 못하니까요."였다.

더 자세히 물어보니 그녀는 남편을 위해서도 단백질 중심의 식사를 마련하며, 오랜 세월 저지방식을 해왔다고 했다. 그 덕분인지 부부 둘 다 마른 체형에 대사증후군과는 거리가 멀어 보였다. 하지만 최근 들어 체중이 점점 줄어들면서 걱정이 시작됐다는 것이다. 이는 심각한 일이다. 이때의 체중 감소는 그녀와 남편이 우려하는 근육 감소나 노쇠(노화에 따른 쇠약)

의 시작을 알리는 신호일 수 있기 때문이다.

부부의 식생활 검토를 위해 나는 '생선(단백질=단백질원)'과 '밥(탄수화물〈당질〉=에너지원)'이 가진 영양에 대해 설명했다. 단백질과 탄수화물은 지방, 비타민, 미네랄과 함께 우리 몸에 꼭 필요한 영양소라는 사실도 강조했다. 하지만 이 여성에게 가장 먼저 알려야 했던 것은 밥을 먹지 않아서 에너지원이 부족한 상태가 지속되면 애써 섭취한 단백질이 본래의 역할을 하지 못하는 '유령 단백질'이 되어 버린다는 사실이었다.

우리 몸은 에너지원의 확보를 최우선으로 하기 때문에 당질 에너지가 부족하면 지방을 에너지원으로 이용하고, 그러고도 부족하면 단백질을 에너지원으로 끌어다 쓴다. 이 부부의 식생활 습관과 체형, 체중 변동, 생활습관 등을 미루어 볼 때 '단백질이 에너지로 사용되고 있을 가능성이 높다'고 판단되었다.

솔직한 고백, "사실은 밥이 먹고 싶었어요."

'유령 단백질'에서 '유령'은 근육 등 신체의 다양한 구성 성분을 이루는 단백질이 본래의 역할을 하지 못하고 에너지원으로 사용되는 현상을 이해하기 쉽게 표현한 말이다. 신체의 구성 성분이 되어야 할 단백질이 에너지원으로 사용되면 몸의 골격과 근육 등에 영향을 끼칠 수밖에 없다. 이 여성의 목적은 신체의 구성 성분인 단백질의 충분한 섭취에 있었겠지만 결과적으로는 당질 부족으로 단백질이 제 역할을 하지 못하게 하는 결과를 야기하고 말았다.

이는 비단 이 여성만의 이야기가 아니다. 지금도 많은 사람들이 근육을 유지하고 면역력을 높이기 위해 열심히 단백질을 섭취하고 있다. 하지만 결과는 안타깝다. 이 부부의 결과처럼 편중된 식생활을 하면 단백질은 기대했던 영양이 되지 못한다. 특히 마른 체형일수록 단백질을 더 소모하여 에너지를 생산하는 데 쓴다. 또 고령기에 접어들면 먹는 양이 전체적으로 줄어들거나 소화 흡수 능력이 떨어질 수밖에 없는데, 이때 편식을 할 경우 예상치 못한 증상을 경험할 수 있다.

"그래서 밥을 드셔야 해요. 달걀이든 두부든 생선이든 단백질은 한 가지면 되니 꼭 밥을 드세요. 두 분은 저지방식을 고집할 필요도 없고, 극단적으로 지방 섭취를 늘릴 필요도 없어요. 그냥 밥이나 빵을 평소처럼 드시면서 매끼 식사가 더 맛있어지도록 바꿔 보시길 권합니다."

내 말에 그녀는 눈물을 글썽거리며 "밥이랑 생선을 같이 먹으면 맛있죠. 사실은 저도 밥이 먹고 싶었어요."라고 답했다. 그러면서 기쁘다는 듯 미소를 지었다.

그렇다면 의료 현장이나 요양 시설에서 제공하는 식단에는 문제가 없을까? 안타깝게도 그렇지 않다. 내가 가르치는 학생들과 함께 요양 시설의 1개월치 식단과 영양을 조사한 적이 있다. 반찬(메인 요리와 채소)은 동일하게, 밥과 면 등의 주식은 환자 개개인의 씹는 힘이나 삼키는 능력에 맞추어 먹기 쉽게 조절하여 제공했다. '통상적인 1인분인 보통 밥 120g', '소량인 60g', '밥으로 만든 죽 60g', 그리고 '젤리 형태로 만든 미음 60g'의 4종류였다.

이 식단은 얼핏 보기에는 충분했다. 하지만 영양가를 조사해 보니 그렇지 않았다. 단백질이나 지방에는 큰 차이가 없었지만 보통 밥 120g을 제외하고는 탄수화물이 크게 부족하다는 사실을 발견한 것이다. 게다가 밥을 죽으로 만들면 칼로리가 줄어든다. 수분이 많은 주식은 삼키기 쉽다는 점을 고려한 것이었지만 한 끼에 섭취해야 할 적정량의 탄수화물, 다시 말해 '당질'은 부족했다.

이 결과를 보며 시설 직원들은 "간식으로 단백질을 보충할까요?"라고 물었다. 하지만 부족한 것은 단백질이 아니라 탄수화물이었다. 지방과 단백질이 충분하더라도 탄수화물(당질)이 부족하면 단백질이나 지방이 에너지로 전환되고, 이는 단백질 부족이라는 결과를 가져온다.

이런 사례만 보아도 알 수 있듯이 전문적이라고 믿는 의료 및 요양 시설에서도 '단백질 부족'에만 관심을 쏟는 경향이 있다. 반복하여 강조하는데, 영양을 보충하려면 단백질이 아니라 탄수화물을 보충하는 방법이 더 빠르다. 참고로 간식(보조식)으로는 전병, 핫케이크에 우유, 요구르트를 곁들인 바나나 등이 바람직하다. 그리고 식생활을 개선하면 약 3개월 정도 후에는 컨디션이 바뀐다.

앞서 소개한 초로의 여성은 행정기관에서 나누어준 안내 책자에도 단백질의 충분한 섭취를 강조하는 내용이 많았으며, 그래서 부부가 더 '열심히' 단백질을 섭취했다고 말했다. 행정기관의 보건 담당자가 단백질 '과잉 섭취'를 조장할 생각은 없었겠지만 결과적으로는 오해의 근거를 낳고 말았다.

장수하는 사람은 정말로 '고기'를 많이 먹을까?

잘 먹는 사람이 오래 산다는 말을 들으면 나는 한 사람의 얼굴이 떠오른다. 바로 지난 2017년 105세의 나이로 작고한 의사 히노하라 시게아키이다. 평생을 현역 의사로 지내면서 다수의 저서를 남긴 그는 죽기 1개월 전까지도 환자를 돌보다 떠났다.

히노하라는 생전에 '90세가 넘어서도 스테이크를 즐긴다', '100세가 넘어서도 식생활에 거의 변함이 없다'는 에피소드로 건강 프로그램을 비롯한 언론에 자주 등장했다. 나이가 들어서도 '고기'를 먹는 것이 건강에 이롭다는 인식이 널리 퍼지게 된 것도 히노하라의 영향이 어느 정도 작용했을 것이라 생각한다. 물론 히노하라가 스테이크만 먹지는 않았을 것이다. 하지만 밥과 빵을 먹는 것은 너무도 당연해서 보도가 덜 되거나 보도되지 않았을 것으로 보인다.

히노하라는 58세 때 요도호 공중 납치 사건(1970년 4월 일본도로 무장한 9명의 테러리스트가 일본항공 351편을 납치, 북한행을 요구하며 벌인 사건)의 인질이 되었다가 무사히 생환했다. 이후 그는 '한 번 죽었다가 다시 태어났다'는 마음가짐으로 하늘이 자신에게 준 역할을 생각하며 겸허한 마음으로 일생을 보냈다고 한다. 고혈압, 당뇨 등을 지칭하던 '성인병'이라는 말을 '생활습관병'이라는 용어로 만들어 전파한 사람도 히노하라였다. 그만큼 그는 건강에 각별히 신경을 썼고, 고기를 비롯한 다양한 음식을 충분히 섭취하면서 영양을 유지했다. 그리고 결과적으로 이것이 장수의 비결이 됐다. 여기서 우리가 배워야 할 것은, '나이가 들어서도 고기를 먹는 것'이 아니라 '나이가 들수록 가리지 않고 골고루 충분히 먹는다'일 것이다.

골고루 충분히 먹을 수 있는 사람

그렇다면 '가리지 않고 골고루 충분히 먹는다'는 말은 평소에 어떻게 먹어야 한다는 뜻일까? 여기서 '골고루'나 '색깔별로', '균형 있게'와 같은 말을 꺼내면 책을 꼼꼼히 읽지 않을 우려가 있기에 구체적인 방법에 관해서는 2장과 3장에서 자세히 기술하고자 한다. 다만 한 가지 먼저 밝히자면 지금부터 새롭게 섭취하자는 것은 아니고, 평소의 식습관을 바탕으로 하면 된다.

현재 당신의 몸을 구성하고 있는 것은 지금까지 당신이 쌓아온 영양의 결과다. 당연한 말이다. 영양 상태는 사람마다 다르다. 한 가족이 최근 3개월간 거의 같은 음식을 먹으며 지냈더라도 타고난 체질이나 체격, 대사 기능, 생활 시간과 습관, 심리 상태, 그리고 각자 가지고 있는 질병의 종류와 유무 등이 다르기 때문에 영양 상태가 같은 사람은 단 한 명도 없다. 이 말은 곧 모든 사람에게 공통적으로 적용되는 건강의 정답은 존재하지 않는다는 의미다. 그리고 이것이 병에 걸린 사람의 영양을 개별적으로 관리하고 지도하는 이유다.

하지만 책으로는 개별 지도를 할 수 없고, 그래서 '골고루'나 '색깔별로', '균형 있게'라는 일반론을 뭉뚱그려 정리해야 할지를 두고 고민이 많았다. 이 책에서는 일상의 식생활에서 구체적으로 활용할 수 있는 지식과 방법을 알려주면서 핵심 포인트를 짚는 방식으로 내용을 전개해 가려 한다. 물론 이 방식은 여러분의 협조 없이는 불가능하다. 모쪼록 다음 장부터 여러분도 이 책에 '참여'해서 당신과 가족의 건강을 위해 '골고루 충분히 먹는 법'에 대한 정보를 얻기 바란다.

앞서 지적했듯이 평생 건강하게 식사를 즐기기란 생각만큼 쉬운 일이 아니다. 우선 음식을 먹고자 하는 식욕이 있어야 하고, 음식을 고르는 판단력과 식사를 준비하는 행동력도 필요하며, 먹고 싶은 음식이나 재료를 살 수 있는 경제력도 어느 정도 있어야 한다. 무엇보다 소화·흡수·배설에 특별한 문제가 없는 상태여야 한다. 바꿔 말하면, 날마다 일정한 식사를 하기 위해서는 식생활에 대한 관심과 더불어 생활습관이 정비되어 있어야 한다. 이것이야말로 모두가 소망하는 자립적인 장수를 위한 기본 조건으로, 식생활이 곧 삶 그 자체라고 할 수 있다. 그럼 지금부터 나와 함께 100년 영양을 위한 여정을 떠나 보자.

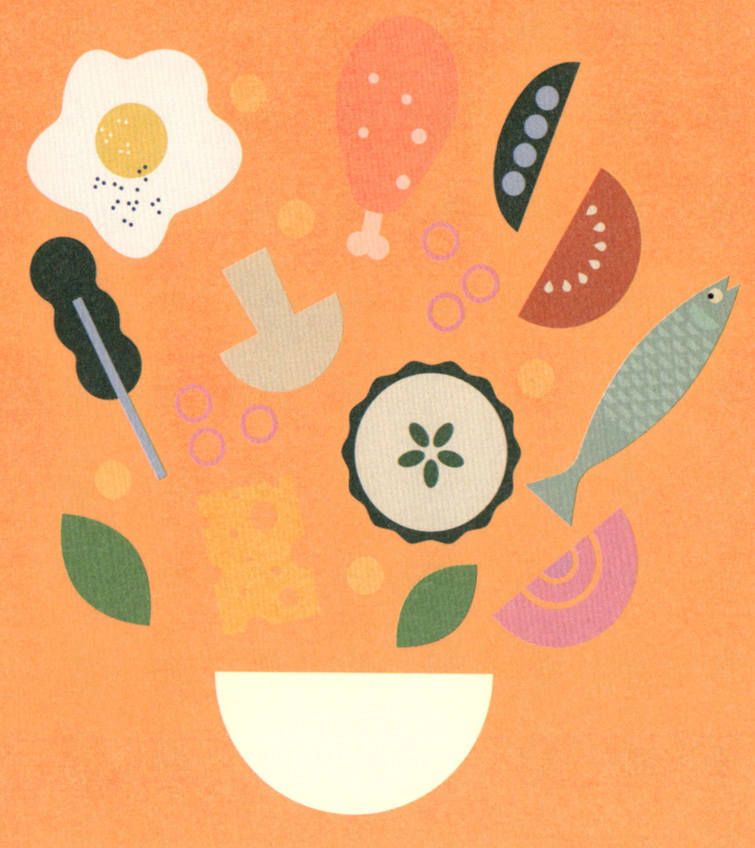

2장

맛있게 먹고
건강하게 오래 사는 법

오래 살기 위한 행동 지침과 줄여야 할 음식

50대부터는 소금, 설탕, 알코올을 줄여라

건강을 유지하면서 장수하려면 무엇을 어떻게 먹어야 할까? 이에 대해서는 매우 다양한 의견이 존재하고, 여기저기 정보도 넘쳐난다. 나는 무엇을 먹느냐가 아닌 무엇을 먹지 말아야 하는지, 줄여야 하는지를 먼저 얘기하려고 한다.

사람들은 몸에 좋은 음식에 민감하다. 그래서 어떤 음식이나 성분이 건강에 좋다고 하면 바로 마트나 약국으로 달려간다. 반대로 몸에 나쁜 음식을 먹지 않거나 섭취를 줄이는 데는 소극적이다. 몸에 나쁜 음식을 피하는 것은 중요한 일이고, 가장 먼저 시작해야 할 일인데 말이다.

오랜 시간 몸이 아픈 사람들을 돌보며 영양을 관리해온 경험을 바탕으로 나는 50대부터는 다음의 세 가지를 대폭 줄이라고 권한다. 바로 '소금, 설탕, 알코올'이다. 이 세 가지를 멀리하는 것이야말로 생활습관병 예방의 철칙이다.

가장 먼저 염분이다. 과도한 소금 섭취가 다양한 생활습관병과 관련되어 있다는 사실은 이미 널리 알려져 있다. 소금에 함유된 나트륨은 체내의 수분 밸런스나 체액의 삼투압을 조절한다. 그런데 혈중 나트륨 농도가 올라가면 삼투압을 유지하기 위해 혈액량이 증가한다. 이렇게 되면 혈관 벽에 가해지는 부담이 커지고, 혈압도 높아진다. 고혈압이 되면 혈관이나 심장에 부담을 주어 당뇨병이나 비만, 뇌졸중, 심근경색, 심부전, 동맥류 등의 순환기계 질환에 걸릴 위험이 높아진다. 여분의 염분을 배출하는 과정에서 신장의 부담도 커질 수밖에 없다. 또 나트륨과 함께 칼슘이 배출되면서 골다공증을 초래할 위험도 있다. 최근에는 염분이 비만 가능성을 높인다는 사실도 밝혀졌으며, 높은 염분 농도로 위 점막이 손상되면 위암 발생 위험이 커진다는 점도 확실시되고 있다. 참로고 세계보건기구(WHO)에서 권장하는 성인의 하루 염분 섭취량은 5g 미만이다. 하지만 우리가 실제로 섭취하는 양은 이를 훨씬 웃돌고 있으며, 이는 건강에 나쁜 영향을 끼칠 수밖에 없다.

싱거운 음식은 맛이 없어서 먹기 힘들다고 하는 사람들이 많다. 하지만 신기하게도 먹다 보면 익숙해진다. 우선은 결심을 굳히는 것이 중요하다. 그리고 싱겁게 먹는 습관은 새로운 맛을 발견하는 계기가 되기도 한다. 대표적인 예가 바로 병원식이다. 병원식에는 염분이 기준치 이내로 들어간다. 그렇다 보니 짠 음식에 익숙해져 있는 사람들은 입원 직후에는 불평불만이 많다. 하지만 시간이 지나면 달라진다. 먹다 보니 맛있다고 하는 사람이 의외로 많다. 병원이라는 환경과 싱거운 맛에 익숙해진 것이다. 채소나 고기, 해산물을 넣은 찜 요리나 수프(레시피는 71쪽)를 먹고 재료 본연의 맛에 눈을 뜨게 되었다고 말하는 환자도 많다.

이런 저염식을 가정에서 만들어 먹는 것도 얼마든 가능하다. 재료 본연의 맛을 위해 간을 조금씩 줄이면 된다. 저염식의 포인트 세 가지를 소개한다.

1. 한 가지 요리에만 충분한 양념을 한다.
2. 조미료는 뿌리지 않고 찍어 먹는다.
3. 염장 식품은 소량만 먹는다.

이 외에 취향에 맞는 향신료를 넣어 먹는 것도 방법이다.

원재료 표시를 반드시 확인하라

설탕은 얼마나 섭취해야 건강에 악영향을 주는지 정확히 알려진 바가 없다. 그렇지만 과도한 섭취는 반드시 체중 증가로 이어진다. 세계보건기구는 비만과 충치 예방을 위해 프리슈가(free sugar)의 1일 섭취량을 총에너지 섭취량의 10% 미만으로 낮추도록 권장하고 있다. 프리슈가란 모든 종류의 단당류와 이당류(당알코올은 제외)를 말하며, 설탕이나 액상과당을 비롯한 꿀, 시럽, 과즙 등에 포함된 당류를 총칭한다. 세계보건기구는 프리슈가 섭취량을 5%까지 줄여 1일 25g(티스푼 6개 분량) 이하로 제한하면 건강에 더 효과적이라고 말한다.

그럼 티스푼 6개까지는 괜찮다는 말이군! 이렇게 생각하는 사람이 있을 것이다. 하지만 우리가 일반적으로 섭취하는 조미료나 가공품, 과자, 청량음료 등에 들어가는 설탕의 양을 전부 합치면 1일 티스푼 6개는 훌쩍 넘는다.

건강검진에서 '당뇨병 예비군' 또는 '중성지방 수치가 높다'는 지적을 받은 사람은 특히 주의해야 한다. 우선 '무엇을 먹는지' 확인하는 습관을 들여야 한다. 단맛이 나는 과자나 달짝지근하게 조린 음식, 음료수 등을 구입할 때는 포장 뒷면에 있는 원재료 표시를 반드시 확인하는 습관을 들이도록 한다. 예를 들어 과자를 구매한다면 뒷면의 원재료 표시에 설탕이나 과당, 포도당, 액상과당 등이 정확히 표기되어 있는지 확인하고, 있다면 의식적으로 구매 횟수를 줄이는 것이 좋다. 칼로리는 간식 1회당 200kcal 이내가 안전하다.

단 음식을 먹으면 피로와 스트레스가 풀린다고 느낄 수 있다. 만약 그렇다면 언제 단 음식이 당기는지 살펴볼 필요가 있다. 단 음식이 당기는 특정한 순간이나 시간 등 자신만의 습관이 있는지를 확인해보라. 그리고 이런 습관이 하루 두 번 이상 있다면 상대적으로 참기 쉬운 쪽을 참아 보도록 하자.

조금 귀찮게 생각될 수 있지만 습관으로 만들면 이후에는 쉬워진다. 그리고 행동을 바꾸려는 노력은 결과는 반드시 긍적적인 결과로 돌아온다. 입이 심심할 때는 가능하면 달지 않은 간식인 견과류나 작은 생선류, 볶은 콩 등으로 대체할 것을 권한다.

술 마시는 방식을 바꿔라

알코올을 지나치게 많이 섭취하면 간에 중성지방이 축적된다. 이는 간에 부담을 주고, 이상지질혈증을 초래할 수 있다. 또한 다량의 음주는 뇌를 위축시킬 뿐만 아니라 지속될 경우 알코올 의존증 같은 정신 질환이나 치매를 일으키기도 한다. 그런 만큼 술은 가능하면 적정량만 섭취하는 것이 중요하다.

적정 음주량은 남성과 여성, 그리고 65세 이상의 고령자가 각각 다르다. 개인차는 있지만 여성이나 고령자는 알코올을 분해하는 능력이 낮고 술이 가진 나쁜 영향을 더 많이 받을 수 있다. 그래서 여성에게는 남성보다 적은 양을 권장하는데, 대략 절반 정도가 적당하다. 남성의 적정 음주량은 순 알코올 양으로 계산했을 때 하루 평균 20g 정도이다. 알코올 도수 기준으로 하면 다음과 같다.

* 알코올 도수 5% 1병(500ml)
* 알코올 도수 7% 1캔(350ml)

* 알코올 도수 12% 2잔(200ml)

* 알코올 도수 15% 1홉(180ml)

* 알코올 도수 25% 1/2컵(100ml)

* 알코올 도수 40% 더블 1잔(60ml)

이 양은 저녁 식사 때 가볍게 반주를 곁들이는 정도이다. 술자리에서 마시는 술의 양을 생각하면 우리가 얼마나 과음을 하고 있는지 알 수 있을 것이다. 참고로 여성과 고령자, 음주 후 얼굴이 붉어지는 사람은 기준의 절반 정도를 권장한다. 또한 성별과 연령에 상관없이 모든 사람에게 일주일 중 이틀의 휴간일, 즉 술을 마시지 않고 간을 쉬게 하는 날을 가질 것도 권장한다.

다량의 음주로 생긴 뇌 위축은 단주를 통해 개선할 수 있다. 하지만 알코올은 뇌 위축 이외에도 기억과 학습 능력 저하를 가속한다는 점에서 위험하다. 다시 말해, 오랫동안 과음을 하면 단주 후에 알코올 의존증 같은 정신 질환이나 치매에 걸릴 확률이 높아진다. 그러므로 평소에는 적당량을 마시고, 술자리가 있을 때는 자신에게 맞는 음주 방법에 맞게 마시는 게 바람직하다.

누구나 한 번쯤은 술을 마시고 실수해 본 경험이 있을 것이다. 기억을 짚어 보면 마시는 속도가 빨랐거나 여러 종류의 술을 섞어 마셨거나 안주를 먹지 않았거나 1차로 간단히 끝내지 않고 2차나 3차까지 간 것이 원인일 것이다. 자신에게 맞는 음주 방법을 찾는 것은 그래서 중요하다. 자신의 주량은 물론 음주 습관을 파악하고 있어야 이런 실수를 반복하지 않을 수 있다.

　나 역시 항상 스스로에게 이른다. 술을 마실 때는 속도는 천천히, 반드시 안주를 곁들이고, 알코올 도수가 높은 술을 마실 때는 물을 함께 마시자고 말이다. 그래야 나중에 그날의 술자리가 즐거운 시간으로 남을 수 있기 때문이다.

고령자를 늪에 빠트리는 정보의 덫

3일 동안 같은 음식을 먹지 않는다

대부분의 사람들은 하루 세끼를 먹는다. 그러는 중에도 종종 식탁에 변화를 주고 싶어 한다. 이때 유행하는 (몸에 좋은) 음식에 도전해 보는 것은 즐거운 경험이다. 흔치 않으면서 맛있는 음식은 식생활에 기분 좋은 자극을 주기 때문이다.

처음에는 '맛을 본다'는 느낌으로 가볍게 먹는다. 그리고 다음날에는 어제의 느낌을 떠올리면서 먹는다. 새로운 경험인 만큼 음식을 먹으면 내 몸이 건강해질 거라는 이미지를 머릿속으로 상상하면 더 좋다. 단, 3일째에는 멈춰라. 하루나 이틀은 괜찮아도 3일째부터는 새로운 음식이 몸에 부담을 줄 수 있기 때문이다. 게다가 3일이면 딱 질리기 시작할 시점이

기도 하다. 아마 이때쯤이면 몸도 그만 먹으라는 신호를 보낼 것이다. 대신 3일째에는 먹고 싶었던 다른 음식이나 맛있어 보이는 음식을 먹으면 된다.

애초에 건강한 사람이 병에 걸리지 않으려고 특정 음식을 먹거나 먹지 않는다는 것은 사실 별 의미가 없다. 정보를 쫓다 보면 건강해질 수 있다고 생각할지 모르지만 이는 성공률이 매우 낮은 건강법이다. 이유는 간단하다. 먹은 음식이 그대로 영양이 되지 않기 때문이다.

음식은 섭취한 사람의 몸속에서 분해·흡수되고, 필요한 장소로 운반되어 기능을 발휘한다. 그래서 같은 음식을 먹더라도 개인의 체질이나 대사 기능, 활동에 따라 영양이 달라진다. 그렇기 때문에 "○○병에 걸리지 않으려면 ○○를 먹어야 한다더라.", "△△병을 예방하려면 △△를 먹지 말아야 한다더라." 같은 말에 현혹되어서는 안 된다. 이런 말을 믿고 싶다면 유전자 검사나 컨디션 검사, 식품 영양 검사, 식전 식후의 혈액 검사 결과를 철저히 분석하여 먹을지 말지를 결정해야 그나마 효과를 볼 수 있을 것이다. 물론 이렇게 한다고 해도 일반적인 혈액 검사는 각각의 장기에서 혈액을 채취하여 조사하는 방식이 아니기 때문에 효과를 장담하기 어렵다. 내 몸에 좋은 것만 섭취하는 것은 매우 힘들고 성공하기 어렵다는 뜻이다. 실패로 그치면 그나마 다행이지만 섣부른 지식으로 접근했다가 과잉 섭취에 따른 자극 등으로 컨디션이 더 나빠질 수도 있다는 사실을 기억하라.

살찌면 바로 금식해야 한다?

"운동 부족으로 체중이 증가했어요."

"잦은 모임 탓에 살이 쪘어요."

"체중이 증가한 상태로 세월이 흘러 옷 사이즈가 한 치수 커졌어요."

대사 기능이 떨어지면서 나타난 이른바 '중년 체형'으로 고민하는 사람이 적지 않다. 살이 빠지면 다시 입겠다는 생각에 몇 년째 입지도 않는 옷을 버리지 못하고 쌓아두는 등 나 역시 그런 갈등의 한가운데에 서 있다. 하지만 체중이 증가한 상태로 고령에 접어들면 지방은 증가하고 근육은 감소하는 근감소성 비만이 되기 때문에 적정 체중으로 되돌리려는 노력이 필요하다. 이때 고령자가 절대 해서는 안 되는 행동이 있는데, 바로 '굶어서 빼기'이다. 운동을 제대로 하지 못하니 굶는 게 가장 효율적일 거라는 생각에 무작정 단식을 하거나 한 가지 음식만 먹는 원 푸드 다이어를 하는 사람들을 많이 보았다. 안타깝게도 이는 앞에서 설명한 '유령 단백질'로 직결되는 위험한 다이어트법으로, 원하는 결과를 얻기는 힘들 것이다.

단식을 하게 되면 기본적으로 섭취 에너지가 부족해진다. 그러면 몸을 만드는 데 사용되어야 할 단백질이 몸을 움직이는 데 쓰일 수밖에 없다. 이렇게 되면 몸은 단백질 부족에 빠지고, 근육이 유지되지 않아서 자연스럽게 대사 능력이 저하된다. 명심하라. 고령자는 굶는 다이어트를 해서는 안 된다.

위장은 '16시간 다이어트'로 쉴 수 없다

일본 사회에 한동안 유행했던 다이어트가 있다. 처음에는 젊은이들을 중심으로 유행했지만 이후 중년과 노년으로까지 이어지면서 붐이 일었던, 일명 '16시간 다이어트'다. 이 다이어트의 핵심은 하루 중 16시간 동안은 수분 외에는 아무것도 섭취하지 않고, 나머지 8시간 동안 필요한 영양분을 섭취하는 데 있다. 음식 먹는 시간을 제한하여 지방이 연소하기 쉬운 환경을 만들고, 위장을 쉬게 하려는 의도로 보인다. 결론부터 밝히자면, 이 역시 다분히 오해의 소지가 있는 건강법이다. 왜일까?

먼저 음식에 따라 소화 흡수가 끝날 때까지 24시간 이상 걸리는 경우가 드물지 않은데, 이 다이어트 법은 이를 고려하고 있지 않다. 배설까지 24시간 이상 걸리는 음식도 흔해서 소화 기관의 어딘가는 항상 움직이고 있다고 보아야 한다. 즉 '모든 소화 기관이 일제히 쉬는 일은 없다'는 뜻이다. 남은 8시간 동안 필요한 영양을 전부 섭취하기가 쉽지 않다는 점도 간과하고 있다. 그 시간 동안 소화 기관은 평소보다 더 활발히 움직여야 하기 때문에 부담이 커질 수밖에 없다.

그렇다면 하루 동안 필요한 영양소를 전부 섭취하고 근육량을 유지하면서 살을 빼려면 어떻게 해야 할까? 답은 간단하다. 영양가는 높지만 배는 부르지 않고 소화가 잘되는 음식 중심으로 식사를 하면 한다. 여기서 명심할 것은, 설령 이런 식사가 가능하다고 해도 8시간 동안은 배가 차 있어서 소화에 에너지를 쏟게 되고, 그만큼 머리는 멍해질 수밖에 없다는 사실이다.

명절이 지나고 난 뒤 쉬는 동안 너무 많이 먹어 위장을 잠시 쉬게 하고 싶다며 식사량을 줄이거나 소화가 잘되는 음식으로 대체하고 알코올을 삼가는 사람이 많다. 이처럼 우리 몸이 실제로 느끼는 감각에서 비롯된 조정은 매우 중요하다. 상황에 맞는 일시적인 대처를 통해 위장의 회복을 도울 수 있기 때문이다.

다시 돌아와서 16시간 다이어트는 과연 기대만큼 지방을 연소시키고 위장에 휴식을 줄 수 있을까? 물론 이 방법이 몸에 잘 맞고 성공하는 사람도 있을 것이다. 반대로 근육이 에너지로 전환되거나 위장이 혹사당해서 배변 리듬이 깨지는 사람도 있다. 나쁜 영향은 바로 나타나지 않고 나중에 어떤 증상이나 질환으로 드러나는 경우가 많다. 건강과 아름다움을 위해 행한 다이어트의 결과가 이렇다니 아이러니한 일이다.

혈당 조절의 핵심은 정해진 시간에 먹는 것

나는 지금까지 수많은 당뇨 환자의 영양을 관리해왔다. 환자 중에는 트럭 운전사나 호텔 종업원처럼 직업상 불규칙한 생활을 하는 사람도 많았다. 이런 직업군은 아침·점심·저녁을 정해진 시간에 먹는 습관부터 들이는 것이 중요하다. 일반적인 식사 시간은 6시, 12시, 19시가 바람직하다. 적어도 한 끼당 30분 이상, 하루 3번 정해진 시간에 규칙적으로 먹어야 혈당치를 조절할 수 있다. 식사 간 간격을 규칙적으로 잘 지키면 좋겠지만 상황에 따라 짧아지거나 길어질 수 있다. 직업 환경에 따른 결과인

만큼 스트레스로 받아들이지는 않았으면 한다. 다만 이로 인해 생기는 소화 흡수에 대한 부담은 식단 조절을 통해 해결해야 한다. 특히 연휴나 쉬는 날에는 가족 또는 지인과 즐거운 시간을 보내며 여유 있게 식사하는 것이 좋다.

혈당 조절에 '규칙적인 식사'가 매우 중요하다는 사실을 나는 현장에서 절실히 느꼈다. 이 점을 생각하면 16시간 다이어트는 일부러 식사 시간을 불규칙하게 만드는 것이기 때문에 계획적으로 영양 관리를 하지 않으면 실패할 확률이 높다. 짧은 시간에 영양을 확보하면서 체력 손실을 막으려면 전문가를 통해 영양을 관리하고 개인 트레이너를 고용하여 근육을 관리해야 한다. 물론 그러기 위해서는 상당한 비용을 지불해야 할 것이다.

무엇을 얼마나 먹어야 할까?

현재 건강한 사람이 예방 차원에서 식생활을 개선하고자 할 때 매끼 주의해야 할 사항이 너무 많거나 복잡하면 오래 실천하기 어려울 것이다. 따라서 꼭 지켜야 할 몇 가지만 정해놓고 지키며 확인하는 습관을 들이는 것이 좋다. 그 습관은 바로 식사를 시작할 때 '에너지원과 단백질원, 그리고 채소'가 포함되어 있는지 확인하는 것이다.

에너지원은 주식이 되는 탄수화물을 말한다. 밥이나 빵, 면류 외에 고구마와 바나나도 좋다. 단백질원은 주요리가 되는 고기나 생선, 두부를 비롯한 대두 식품과 달걀 등을 포함한다. 채소는 녹황색 채소와 담색 채소를 조합하여 섭취하면 된다.

식단이라고 하면 '영양이 완벽한 정식'을 떠올리는 사람들이 많은데, 꼭 그렇지만은 않다. 예를 들면 닭고기를 조려 밥에 얹은 덮밥 요리도 추천한다. 여기에 달걀을 풀어 익힌 것을 얹어 채소 무침 등과 함께 먹으면 영양적으로 더 좋다. 에너지원인 밥, 단백질원인 닭고기와 달걀, 그리고 채소로 구성되어 있기 때문이다. 고기와 채소를 넣은 카레라이스, 채소와 고기, 면을 함께 넣어 볶은 볶음면, 고기와 채소, 해물을 밀가루 반죽에 버무려 부친 부침 요리도 괜찮다.

반복해서 강조하건대, '에너지원+단백질원+채소'를 잊지 마라. 이 세 가지를 확인하고 수저를 들되, 부족하거나 넘치는 부분은 다음 식사 때 보충하거나 빼면 된다.

이 방법은 일단 습관이 되면 더 나은 습관으로 진화한다. 집에서는 물론이고 부득이하게 편의점에서 도시락을 살 때도 내용물을 확인하고, 채소가 부족하다 싶으면 미니 샐러드를 추가로 구매하는 식으로 말이다. 신기하게도 더 나은 방향으로 식단을 바꾸게 된다.

앞의 3가지는 이미 실천하고 있거나 쉬워서 레벨을 좀 더 높이고 싶은 사람도 있을 것이다. 그런 사람에게는 다음과 같이 추천한다. 먼저 매끼 식사에서 '에너지원, 단백질원, 채소'의 양이 충분한지 확인한다. 그런 다음 더 완전한 식사를 위해 하루에 한 번 과일과 우유, 요구르트를 먹는 습

영양학적으로 대부분의 영양 권장량은 고령자나 젊은 사람이나 거의 비슷하다. 고령이 되면 소화 흡수력과 대사 기능이 떨어지는데, 이를 고려하면 고령자도 젊은 사람만큼 영양을 보충할 필요가 있다. 그렇다면 적당한 1회 식사량은 어느 정도일까? 수치화하여 몇 그램이라고 하면 오래 기억하기가 쉽지 않을 것이다. 나는 평소 영양에 대해 더 쉽고 간단하게 설명하기 위해 '손 계량법'을 사용하고 있는데, 다음과 같다. 밥은 〈밥그릇〉 + 반찬은 〈손바닥 또는 주먹, 그리고 세 손가락〉 + 채소는 〈하트〉이다. 정리하면 이렇다.

한 끼당

* 에너지원: 가볍게 한 공기(식빵으로 먹을 경우 두께 2cm 기준으로 1장)

* 단백질원: 손바닥 또는 한 주먹 분량+ 세 손가락으로 집은 양

* 채소: (비조리 상태로) 양쪽 손바닥을 모아서 만든 하트에 들어가는 분량

좀 더 정확한 이해를 위해 62~63쪽의 사진을 참조하기 바란다. 이것이 한 끼 분량의 영양이다. 칼로리로 환산하면 한 끼당 500㎉이고, 여기에 간식이 들어가면 200㎉ 정도가 추가된다. 에너지원인 밥그릇의 크기는 여성용, 남성용, 어린이용이 있는데 여성은 여성용, 남성은 남성용에 보기 좋게 담으면 적당량이 된다. 그램 수로는 여성 150g, 남성 200g 정도이다. 체중 감량을 원할 경우 여성은 어린이용(100g)으로, 남성은 여성용

(150g)으로 바꾸어 먹으면 된다. 면류는 1인분의 양이 대체로 정해져 있으므로 1인분을 기준으로 확인하면 된다.

단백질원에서 '손바닥'은 손바닥 크기의 돼지고기 등심 1장이나 배를 갈라서 말린 전갱이 같은 넓적한 형태의 식재료를 가리킨다. '주먹'은 햄버그스테이크나 두부 반 모, 튀긴 닭고기 등을 생각하면 쉽다. 손바닥 모양이든 주먹 모양이든 1개 분량이 단백질원이다. 추가하는 '세 손가락'은 손가락 3개 정도 크기의 소시지 2개나 토핑으로 사용하는 멸치나 참치처럼 '더하는 단백질'로 생각하면 쉽다.

* 아침 식사: 〈손바닥＝달걀프라이〉와 〈세 손가락＝소시지 2개〉
* 점심 식사: 〈주먹＝두부〉와 〈세 손가락＝멸치(두부의 토핑)〉
* 저녁 식사: 〈손바닥＝돼지고기 생강구이〉와 〈세 손가락＝참치(샐러드의 토핑)〉

하루 세끼 식사의 예이다. 단백질은 주식에도 포함되어 있지만 반찬(주요리와 채소)과 우유를 통해 하루 45g은 섭취해야 부족하지 않다. 한 끼당 15g이라고 하면 감이 잘 오지 않으므로 손바닥이나 주먹, 손가락으로 이미지를 떠올리면 쉽다.

마지막은 채소이다. 앞서 채소 섭취량에 대해서는 양쪽 손바닥을 모아서 만든 '하트'에 들어가는 분량이라고 했다. 많다고 느낄 수 있지만 조리하면 1/3에서 1/4로 줄어들기 때문에 생각만큼 많은 양은 아니다. 가능하면 해초나 버섯류를 추가하여 맛도 높이고 영양 효과도 높이는 것이 좋다. 여기에 국이나 간식, 우유, 요구르트, 과일(1개 분량) 등을 더하면 더욱 균형 잡힌 식사가 될 것이다.

단백질은 '많이'보다 '골고루'가 중요하다

지금은 사회적으로 단백질을 중시하는 분위기이다. 결론부터 말하면, 단백질을 제대로 활용하기 위해서는 '많이' 섭취하는 것보다 '골고루' 섭취하는 데 집중해야 한다. 단백질에 포함된 9종의 필수 아미노산은 식품마다 '아미노산 점수'라고 불리는 값이 서로 다르기 때문이다.

식품 중에는 모든 필수 아미노산이 기준치보다 많이 함유된 '아미노산 점수 100점 식품(달걀, 우유, 닭고기, 쇠고기, 돼지고기, 전갱이, 연어, 대두 등)'이 있다. 이와 반대로 특정 필수 아미노산이 기준치를 밑도는 식품도 있다. 그리고 그 값에 따라 체내에서 합성되는 단백질 양이 달라진다. 고기에 양질의 단백질이 많다고 하는 것도 바로 이 아미노산 점수가 높기 때문이다. 점수가 높은 식품을 먹으면 비교적 균형 있게 아미노산을 섭취할 수 있다.

필수 아미노산 외에 비필수 아미노산도 단백질 합성 과정에서 빼놓을 수 없다. 또한 식품에는 비타민과 미네랄 같은 아미노산 이외의 영양소도 포함되어 있기 때문에 아미노산 점수만으로 식품의 영양가를 판단하기는 어렵다. 예를 들면 각각의 식품에는 서로 다른 지방산이 포함되어 있는데, 건강 유지에 중요한 지방산은 생선 지방에 많이 포함되어 있다.

하지만 어떤 식품에 어느 영양소가 얼마나 포함되어 있는지 가정에서 구체적으로 파악하는 것은 쉽지 않다. 그런 만큼 가능하면 다양한 종류의 식품을 통해 단백질과 영양소를 다채롭게 섭취하는 것이 바람직하다. 매 끼니에 '세 손가락'을 더한 것은 다양한 재료를 통해 단백질을 섭취하자는 의미이다. 에너지원이나 채소, 해조류, 버섯류도 마찬가지이다. 다양하게 섭취할 때 영양의 균형이 잘 잡힌다.

고령자 수분 섭취의 철칙

나이가 들수록 음식 못지않게 건강에 꼭 필요한 것이 바로 충분한 수분 섭취이다. 봄부터 가을까지, 특히 날씨의 영향으로 열사병 위험이 커지는 여름이면 뉴스에서 '수분을 자주 그리고 많이 섭취하라'는 말을 많이 들을 것이다. 게다가 고령자는 '갈증'에 대한 반응이 젊은 사람들에 비해 상대적으로 약하기 때문에 '목마름을 느끼기 전'에 물을 마시는 것이 중요하다. 그런데 방송에서 강조하는 것만큼 물을 무조건 많이 마시는 것이 좋은 걸까?

물론 열사병을 예방하려면 충분한 수분 섭취가 필요하고, 갈증에 대한 고령자의 반응이 젊은 사람에 비해 무딘 것도 사실이다. 예를 들면 장기

요양 등급을 받은 사람의 경우 열사병에 걸리지 않도록 본인은 물론 주위에서도 많은 신경을 써야 한다.

하지만 이는 모든 고령자에게 해당하는 사항은 아니다. 생수를 쌓아두고 마시지만 날마다 설사를 하는 사람, 위산이 희석되어 메스꺼움이 생기면서 식욕이 떨어지고 식사량이 줄어드는 사람, 하반신이 붓고 전신의 권태감이 심해지는 사람 등 지나친 수분 섭취로 인해 오히려 건강이 나빠지는 고령자도 늘고 있다. 하루 종일 에어컨이 작동하는 공간에 머물면서 간단한 집안일이나 수예, 텔레비전을 보며 지내기 때문에 땀을 흘리는 일이 거의 없는데도 '매일 2ℓ의 물을 마셔야 한다'는 강박에 물을 마시는 사람도 있는데, 이는 명백하게 필요 이상으로 많이 마시는 것이다. 이렇게 되면 물을 자주 마셔야 한다는 말은 건강 정보라기보다 저주에 가까워진다. 상황에 맞는 대처를 하지 않으면 건강은커녕 몸의 회복력이 오히려 약해질 수도 있다는 점을 명심하라.

그렇다면 '상황에 맞는 대처'라는 말은 무슨 의미일까? '고령자는 목마름을 느끼는 반응이 둔하다'는 말을 맹목적으로 받아들이기보다 고령자 본인 또는 가족의 반응을 통해 실제로 둔해졌는지를 확인해야 한다는 의미다. 방법은 간단하다. 물을 마시기 전에 정말로 목이 마른 건지, (설사기가 있는데) 수분을 너무 많이 섭취해서 그런 건 아닌지 등 본인의 몸과 음식에 대해 '질문'을 던져야 한다. 질문을 통해 실제로 반응이 무뎌졌다고 생각된다면 대응책을 고민해야 한다. 그렇다고 해서 2ℓ들이 생수병을 곁에 두고 수시로 마시는 방법에는 여전히 반대한다. 이만큼의 물을 다 마셔야 한다고 생각하면 부담이 될 뿐만 아니라 맛있게 마실 수도 없기 때문이다. 갈증이 날 때 마시는 물의 시원한 맛, 목으로 넘어갈 때의 짜릿한 느낌, 그리고 물만이 주는 청량감은 평생토록 잃고 싶지 않은 감각이다.

탈수 증상을 확인하는 27가지 방법

탈수는 단순히 '물을 마시는 양과 횟수'로는 측정할 수 없다. 탈수 증상은 대체로 식사 횟수가 적어지고 식사량이 줄어들면서 채소나 과일, 국물을 통해서 섭취하는 수분량이 감소할 때 많이 생긴다. 나는 충분한 식사를 하고, 입가심하는 물 한 잔, 식후에 좋아하는 차 한 잔, 그리고 '목마름'이 느껴질 때마다 마시면 충분하다고 생각한다. 사회 활동을 하면서 만난 건강한 어르신들도 이런 방식으로 수분을 적절히 섭취하고 있었다. 스스로 판단하기 어렵다면 다음의 체크포인트를 통해서 확인하자.

1. 아침 소변 색깔을 확인한다

소변 색깔은 탈수 기미를 알 수 있는 신호이다. 체내 수분 유지를 위해 소변으로 배출되는 수분량이 감소하면 소변 색깔이 진해진다. 전날 무엇을 먹고 마셨는지 식사 내용과 횟수를 꾸준히 확인하는 습관을 들여두는 것이 좋다.

2. 손톱을 눌러본다

먼저 엄지손톱이 분홍색인지 확인한다. 그다음 반대 손가락으로 엄지손톱의 양옆을 잡는다. 색깔이 분홍색에서 흰색으로 바뀔 것이다. 그러고 나서 잡았던 손가락을 뗀다. 곧바로 원래의 분홍색으로 돌아오면 수분 섭취량이 충분한 상태이다. 하지만 원래 색으로 돌아오기까지 3초 이상이 소요된다면 탈수 증상을 의심해 보아야 한다.

 채소나 과일, 국물 섭취가 줄지는 않았는가? 채소나 과일은 80~90%가 수분이다. 간식을 먹을 때 수분과 함께 섭취하는가? 그렇지 않다면 수분과 같이 먹는 습관을 들이도록 한다.

건강에 관련된 정보나 경고를 일상생활에 반영하는 자세는 바람직하다. 하지만 '긍정적인 효과'를 내기 위해서는 자신에게 적용해도 되는지 진지하게 '질문'을 던져봐야 한다. 자기 몸에 대해서는 자신이 가장 잘 알기 때문이다.

일반론은 말 그대로 일반론이다. 특히 식생활은 모든 사람이 각자의 방식으로 오랫동안 지속해온 결과로, 일반론이 들어맞는 사람은 생각보다 많지 않다. 이것이 내가 지금까지 수많은 사람의 영양을 살펴오면서 내린 결론이다. 따라서 음식으로 영양을 확보하려면 자기 자신이 주치의라는 생각을 가져야 한다. 이 과정에서 식생활 개선으로 해결되지 않는 문제가 발생했을 때는 영양관리사 등 전문가의 도움을 받으면 된다.

외출로 밖에서 시간을 보내거나 운동으로 땀을 많이 흘리고 난 뒤 탈수증이나 열사병이 걱정될 수 있다. 이럴 땐 아침저녁으로 단호박이나 미역이 들어간 미소된장국을 먹을 것을 권한다. 수분과 미네랄을 효율적으로 보충할 수 있는 스포츠음료도 괜찮지만 된장국에는 그 이상의 나트륨, 칼륨, 마그네슘 등 필수 영양소가 풍부하기 때문이다. 국에 들어 있는 염분을 걱정하는 사람이 있는데, 미소된장국에 포함된 염분의 양은 생각보다 많지 않고, 오히려 재료인 대두를 통해 칼륨도 함께 섭취할 수 있어서 좋다.

칼륨은 소변의 배출을 돕고 배뇨 시 칼륨과 거의 동일한 양의 염분(나트륨)을 배출하는 작용을 한다. 그런 만큼 저염을 목적으로 미소된장국을 먹지 않을 이유는 없다. 특히 높은 기온이 지속되는 시기에 값비싼 기능성 음료를 마시는 것은 경제적으로 부담이 될 수 있는데, 미소된장국은 가격도 저렴하고 끓이는 방법도 간단한데다 영양적으로도 훨씬 효율적이라는 점에서 적극 추천한다. 멸치 육수에 미소된장 10g(1인분)과 단호박, 파를 넣고 끓인 미소된장국 한 그릇의 영양 성분은 다음과 같다.

칼로리 62kcal

단백질 2.0g

지방 1.0g

탄수화물 11.0g

나트륨 558mg

칼륨 296mg

마그네슘 23mg

인 52mg

이를 스포츠음료 100㎖와 비교하면 나트륨과 칼륨은 약 4배이고, 마그네슘은 무려 10배에 달한다. 스포츠음료보다 칼로리가 높을 뿐만 아니라 스포츠음료에는 들어 있지 않은 단백질과 지방도 들어 있다. 이와 반대로 스포츠음료에 들어 있는 포도당과 염소가 미소된장국에는 들어 있지 않다.

예전에 고향에서 가까운 한 중학교의 야구부원과 학부모를 대상으로 영양에 관한 강연을 한 적이 있다. 이때도 한여름에 지치지 않으면서 건강하게 연습과 경기를 이어갈 수 있는 음식으로 미소된장국을 적극 추천했다. 야구부원의 숫자가 딱 경기에 출전할 만큼밖에 되지 않았기 때문에 한 명이라도 빠지면 대회 출전 자체가 불가능한 조금 어려운 상황이었다. 고맙게도 모든 선수가 내 말을 잘 따라주었고, 덕분인지 한 사람의 낙오자도 없이 지방 야구 대회에 출전할 수 있었다. 물론 아침저녁으로 미소된장국을 먹는 한편 식생활 점검이 동시에 이루어졌다. 된장국에 어울리는 밥과 반찬을 준비하고, 식사가 전반적으로 충실해진 점이 영향을 주었을 것이다.

미소된장국, 염분에 대한 우려보다 장점이 더 많다

많은 사람들이 미소된장국을 염분이 높은 음식이라고 생각하는데, 이는 오해이다. 앞에서도 밝혔듯이 미소된장에는 염분(나트륨)이 들어 있긴 하지만 나트륨을 체외로 배출하는 칼륨도 다량 함유되어 있다. 좀 더 구체적으로 미소된장국 한 그릇에는 약 1.2g의 염분이 들어 있다는 것이 정설이지만 실제로 가정에서 만드는 한 그릇에 들어간 염분량은 이보다 적다. 게다가 된장은 발효 식품이므로 장 활동을 유지하기 위해서라도 매일 먹는 것이 좋다. 그만큼 건강 효과가 큰 음식 중 하나이다.

대학에서 영양관리사를 목표로 공부하는 학생들과 된장국을 만들고 한 그릇에 함유된 염분의 양을 측정한 적이 있다. 그 결과 평균 염분량은 한 그릇을 기준으로 0.7g이었고, 맛도 충분히 만족스러웠다. 염분 섭취를 줄이기 위해 미소된장국을 먹지 않는다는 말은 맞지 않는다는 말이다. 다시 한 번 강조하건대, 미소된장국은 발효 식품인 된장, 건더기로 들어가는 각종 채소와 해초, 그리고 대두의 영양을 한꺼번에 얻을 수 있는 장점이 많은 음식이다.

치매에서 멀어지는 생활습관과 식사법

안타깝게도 치매를 예방하는 음식이나 약은 존재하지 않는다. 치매에 대해서는 아직 밝혀진 바가 많지 않고, 현재로서는 확립된 영양 치료법도 없다. 하지만 다소 밝혀진 부분도 있는데, 치매가 발병하는 데 생활습관병이 깊이 관여한다는 사실이다. 따라서 치매를 예방하려면 만성 질환을 예방하는 것이 최우선이고, 다음으로는 식생활 개선과 운동, 휴식, 기저 질환 치료 등을 통해 기본 건강을 증진시켜야 한다.

식생활의 경우 다음의 3가지를 지키면 된다. '혈관 건강 유지', '장 단련', 그리고 '파이토케미컬 섭취'이다. 이 3가지가 습관이 되면 치매에서 그만큼 멀어질 수 있다.

먼저 혈관 건강 유지이다. 혈액은 혈관을 통해 우리 몸 곳곳에 산소와 영양분을 운반한다. 혈관 건강을 유지하기 위해서는 균형 잡힌 식생활이 중요하다. 특히 당질이 식단 전체의 60%를 넘지 않도록 유의해야 한다. 빵이나 면, 떡으로만 구성된 식사는 당질만 섭취하는 식사라고 보아도 무방하다. 이러한 식사는 식후 혈당을 급격히 올리는 동시에 혈관에 상처를 입힌다. 게다가 당질을 과잉 섭취하면 지방이 축적되기 쉬운 체질로 변해서 근력이 저하되고 면역력이 떨어진다.

장 활동과 치매 예방에 도움이 되는 음식

두 번째는 장 단련이다. 이 말을 '장에 이로운 식사'로 바꿔도 된다. 원래 사람의 뇌는 장에서 진화했기 때문에 장과 뇌 건강은 상관관계가 있을 수밖에 없다. 장에 좋은 식습관은 '프로바이오틱스'와 '프리바이오틱스'를 조합한 '신바이오틱스'를 꾸준히 섭취하는 것이다. 새로운 용어가 나와서 낯설 수도 있는데 외울 필요는 없다. 프로바이오틱스란 '장에서 활동하는 유익균을 다량으로 함유한 식품'을 말한다. 된장이나 낫토, 김치, 요구르트, 치즈 같은 발효 식품에 많이 들어 있으며, 이런 음식이나 식품을 먹으면 장내에 유익균이 증가한다. 프리바이오틱스는 '유익균을 키우는 식품'이다. 올리고당이나 식이섬유(수용성 식이섬유와 불용성 식이섬유)가 풍부한 음식은 몸속에서 유익균의 먹이로 사용되고, 이를 통해 균이 활성화된다. 브로콜리, 표고버섯, 양배추, 양파, 옥수수, 미역 등에 많이 들어 있다. 그리고 '유익균을 함유한 식품'과 '유익균을 키우는 식품'을 동시에 섭취하는 것이 바로 '신바이오틱스'이다. 이 두 음식을 같이 섭취하면 2가지 효과를 모두 얻을 수 있을 뿐만 아니라 상승 효과도 기대할 수 있다. 이를 위해 추천하는 최고의 음식은 '돼지고기 채소 된장 전골'이다. 발효 식품인 된장은 프로바이오틱스가 풍부한 대표적인 음식이다. 여기에 식이섬유가 풍부한 우엉, 곤약, 버섯 등의 프리바이오틱스 식재료가 더해져 장내 환경 개선은 물론 치매 예방에도 효과를 발휘한다.

요구르트(발효 식품)에 말린 키위(식이섬유 풍부) 등을 올려 먹는 것도 좋다. 브로콜리(슈퍼푸드)를 삶아 마요네즈에 된장(발효 식품)을 추가하여 찍어 먹으면 발효 식품과 식이섬유를 동시에 섭취할 수 있다.

항산화 작용을 하는 파이토케미컬

색깔이 선명한 식품에는 항산화 작용을 하는 파이토케미컬이 다량 함유되어 있다. 그래서 색깔이 선명한 채소나 과일을 먹는 것은 좋은 방법이다. 파이토케미컬은 식물이 자외선이나 해충으로부터 자신의 몸을 보호하기 위해 비축해 놓은 성분이다. 필수 영양소는 아니지만 뇌를 비롯한 신체의 여러 세포를 산화의 위험에서 보호하는 역할을 하기 때문에 건강을 위해서는 충분히 섭취할 것을 권한다. 뇌세포 감소로 생기는 치매를 예방하기 위해서라도 파이토케미컬이 풍부한 식품을 섭취하는 것이 좋다.

일상에서 쉽게 접할 수 있는
파이토케미컬 식품

색소	주요 식품	성분명
빨강	토마토, 수박, 당근	라이코펜
노랑	아스파라거스, 브로콜리, 옥수수, 무화과	루테인, 제아잔틴
주황	당근, 단호박, 파프리카, 그 밖의 녹황색 채소	베타카로틴
보라	가지, 블루베리, 자색고구마, 검정콩	안토시아닌

참 간단한 장수 식단

영양은 매일 반복되는 일상의 행위.
하루하루 즐겁게, 맛있게, 다양하게 섭취하자.
3가지 포인트만 기억하면 된다.

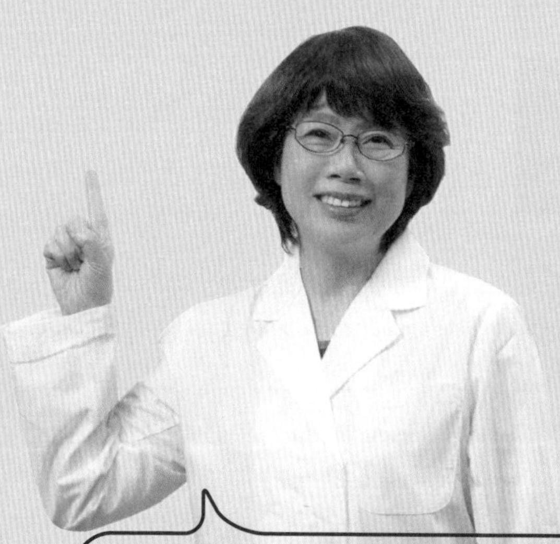

① 어렵지 않아서 매일, 매끼 적용할 수 있다.
② 새롭고 즐거운 식사 습관을 만들 수 있다.
③ '손 계량법'을 통해 영양을 쉽게 파악할 수 있다.
간단하게 확인하는 방법을 소개합니다.

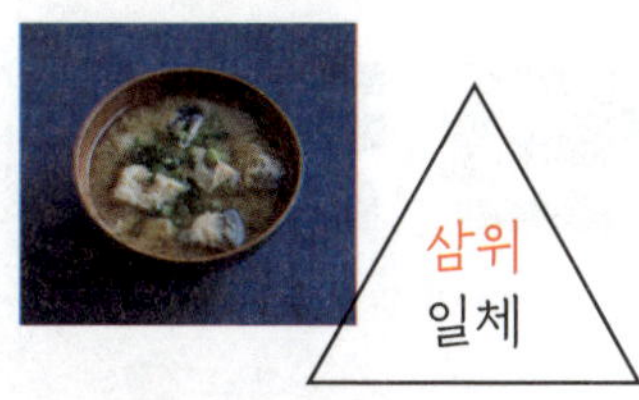

3가지가 하나다

에너지원, 단백질원, 채소. 이 3가지는 한 세트이다.

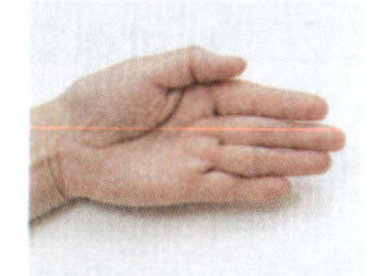

손 계량법이면 끝

주먹, 손바닥, 세 손가락을 기억하라.

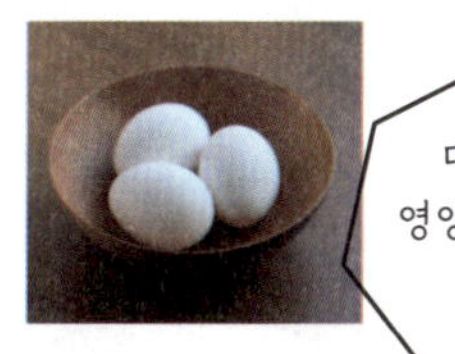

장수로 가는 7가지 식재료

친숙하지만 영양은 최고. 우수 식재료 7가지

간단 장수 식단

에너지원, 단백질원, 채소
이 **'3가지를 골고루'** 섭취하는 것이 중요!
한 끼 식사의 영양. 칼로리로 하면 500kcal
여기에 간식을 200kcal 정도 추가한다.

에너지원

밥은 '한 그릇'

남성은 남성용, 여성은 여성용 밥그릇을 기준으로 한다.

그램 수로는 여성 150g, 남성 200g 정도.
70세 이상은 외출하는 날 아침에
남성은 3숟가락, 여성은 5숟가락 정도를 추가한다.

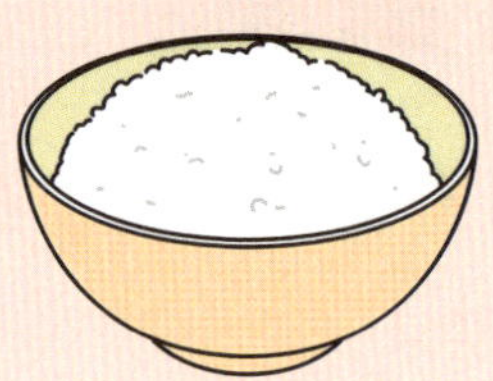

반찬은 '주먹 또는 손바닥'과 '세 손가락'

고기나 생선에 다른 단백질원 하나를 추가한다.

단백질은 1일 45g을
'다양한 음식'을 통해 섭취한다.
이때 편리한 방법이 '손 계량법'이다.

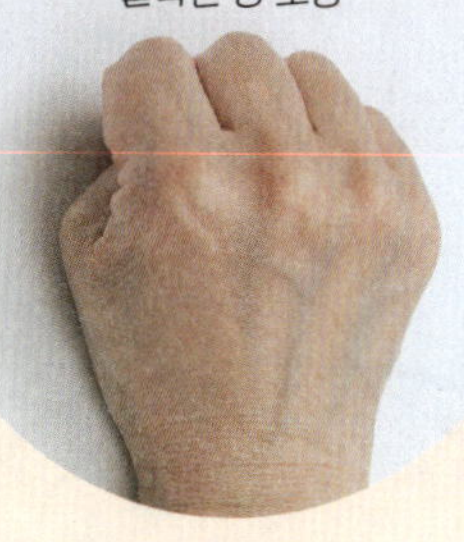

주먹
볼록한 공 모양

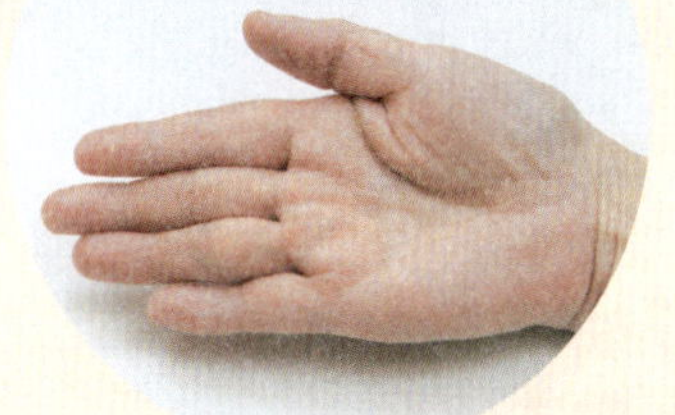

손바닥
얇고 넓은 형태

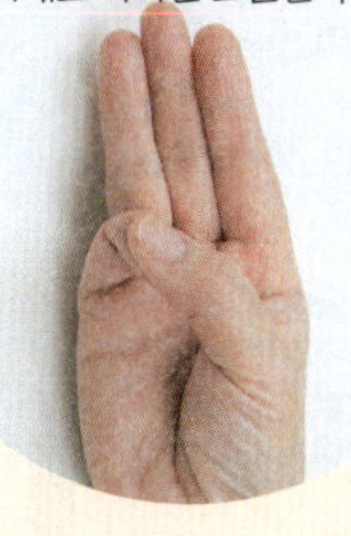

세 손가락
식재료 하나를 조금만 추가

채소는 '손바닥 하트'

채소는
양쪽 손바닥을 모아서 만든 '하트'에
담길 정도의 생채소를 이용한다.

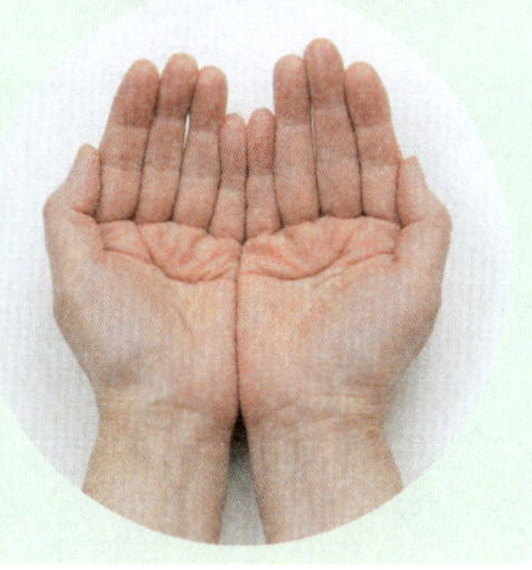

에너지원

주식은 필수!
과식(過食)과 소식(小食) 둘 다 주의하세요.

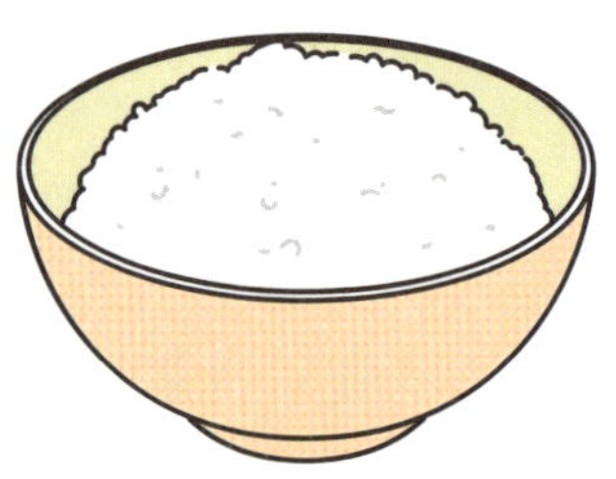

밥 1그릇(150~200g)

남성용, 여성용 각각 일반적인 크기의
그릇에 보기 좋을 정도로 담는다.
체중 감량을 원할 때는 여성은 어린이
용(100g), 남성은 여성용(150g)을 이용
한다.

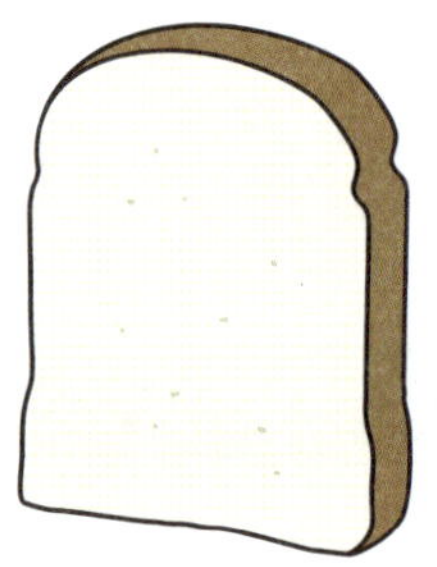

두께 2센티짜리
식빵 1~2장

롤빵 2개
크루아상 큰 사이즈 1개

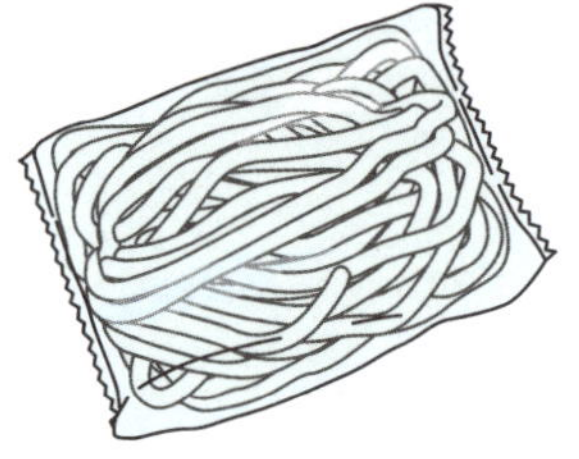

우동 한 덩어리

면류는 일반적인 1인분이 적당량이다.
삶은 면을 기준으로 200g 정도이다.

단백질원

주먹 또는 손바닥 + 세 손가락
다양한 종류를 섭취하자.

주먹	손바닥		세 손가락
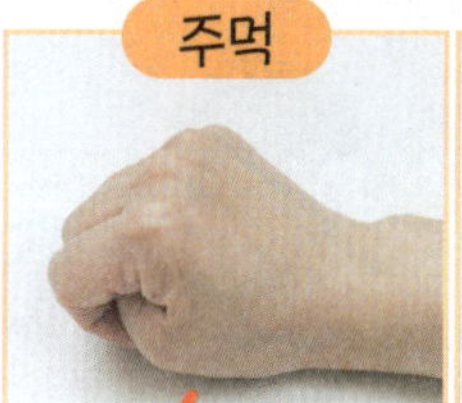	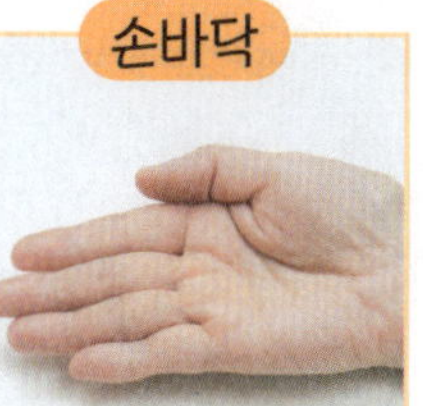	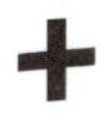	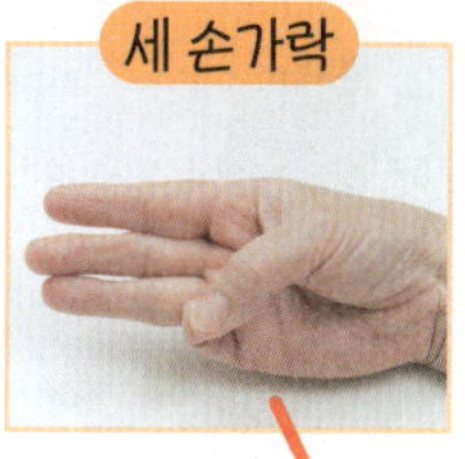

눈대중으로 판단하여 한 끼에 '주먹' 또는 '손바닥',
그리고 '세 손가락' 크기에 해당하는 단백질을 섭취한다.

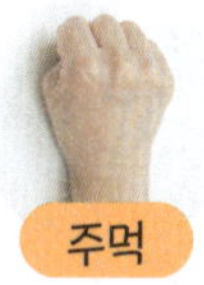

주먹

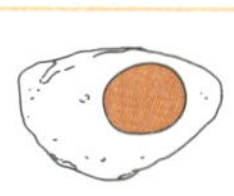

- 달걀프라이
- 말린 전갱이 1마리
- 돼지고기 등심
- 돼지고기 생강구이(얇게 썰어 2장)
- 생선 1조각
- 만두(1인분)

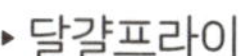
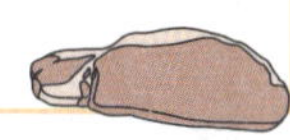

손바닥

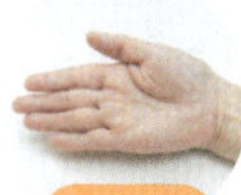

- 두부(1인분)
- 낫토(1팩)
- 삶은 달걀
- 순살 치킨 튀김(3조각)

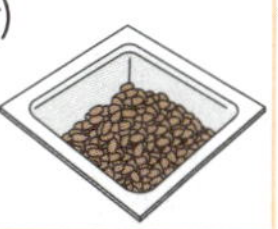

세 손가락

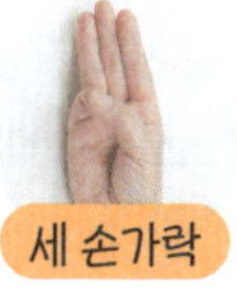

- 미소된장국에 추가한 유부
- 돼지고기 된장 전골의 돼지고기(30g)
- 참치 통조림(1/2캔)
- 두부에 얹은 멸치 또는 가쓰오부시
- 국물에 푼 달걀(달걀 1/2개)
- 삶은 콩(30g)   ▸ 비엔나소시지(2개)   ▸ 치즈

채소

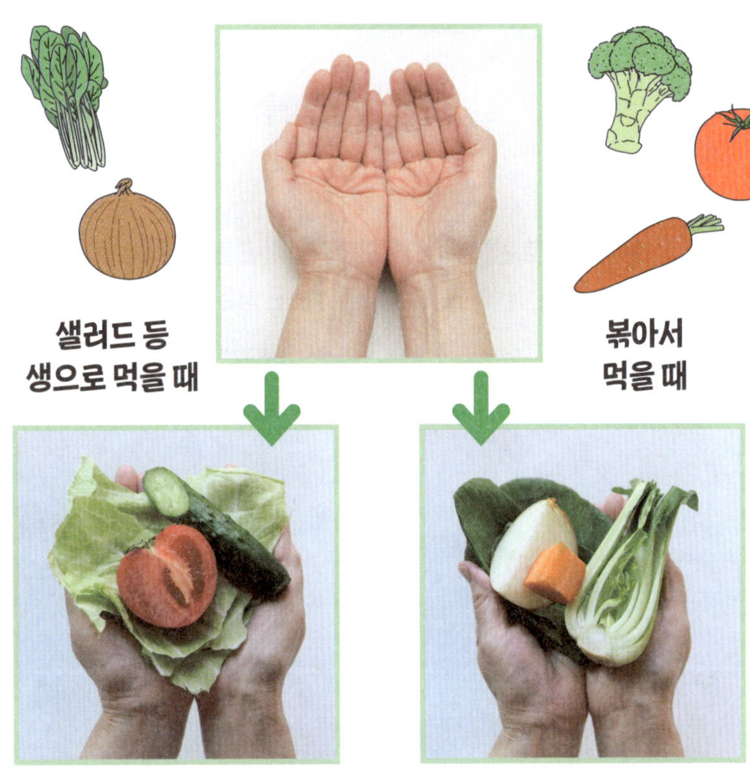

채소는 하루 세끼 식사를 통해 350g~400g을 섭취하는 것이 좋다. 빨강, 주황, 초록 등 색깔이 선명한 녹황색 채소와 색이 연한 담색 채소를 골고루 먹는다. 씹는 능력을 유지하는 것도 중요하므로 정기적으로 치과에 가서 ‘먹는 기능’을 점검해야 한다.

쉽게 이용할 수 있는 영양 만점 우수 식재료

지금부터 소개하는 7가지 재료는
어느 집에나 있는 조미료와 누구나 할 수 있는 조리법으로
쉽고 맛있게 영양을 섭취할 수 있는 훌륭한 식재료이다.

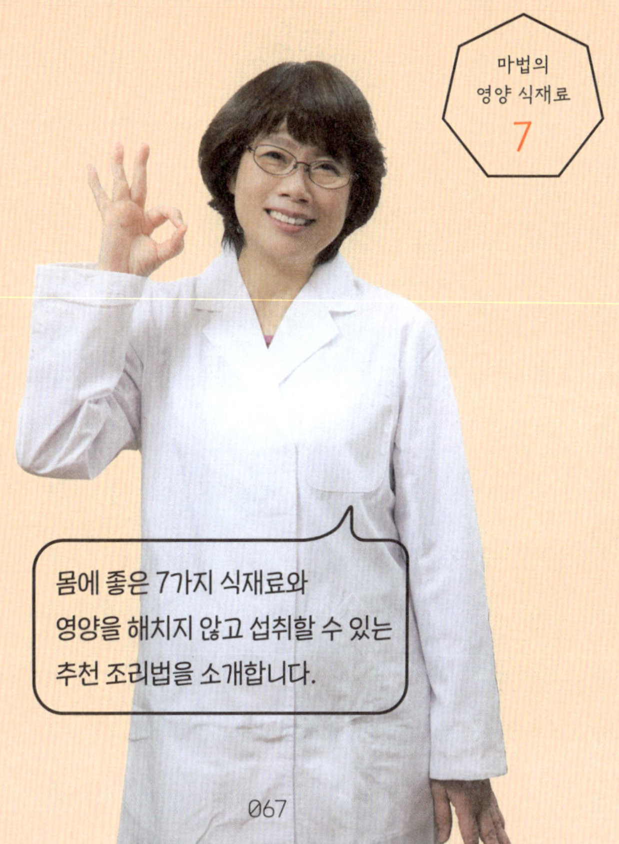

마법의
영양 식재료
7

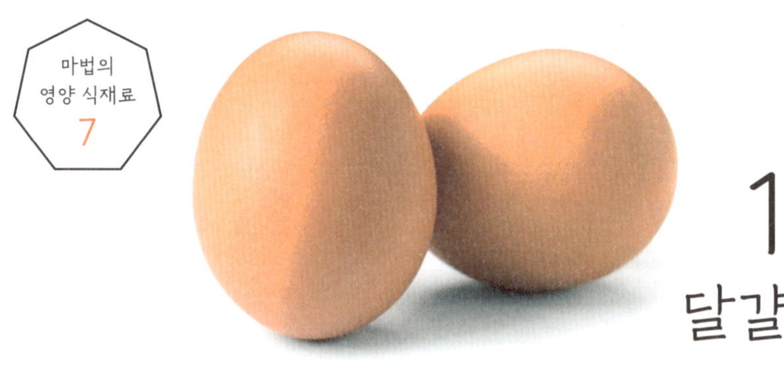

1
달걀

쉽게 이용할 수 있는 단백질원으로, 아미노산 균형이 최고이다. 노른자에는 항산화력이 높은 색소인 카로티노이드와 지방 대사, 간 기능 향상, 혈압 저하, 뇌 활성에 도움을 주는 콜린이 풍부하다. 한마디로 달걀은 영양 우등생이다.

절대 실패하지 않는 달걀찜

포인트 끓는 물에 물만 추가하면 끝!

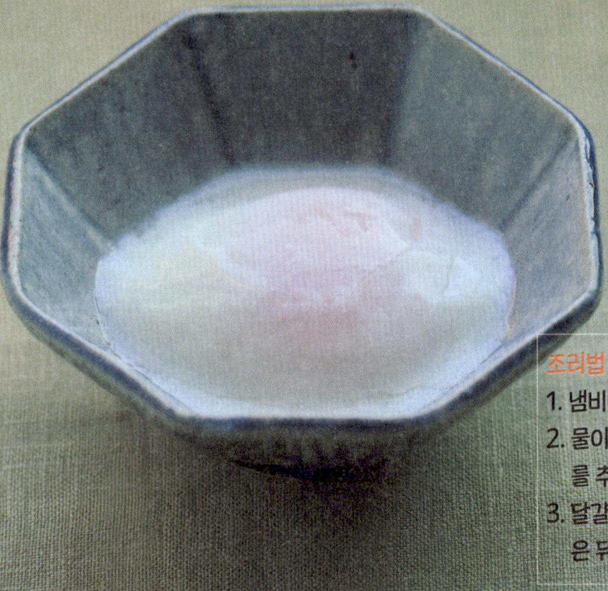

재료

달걀……2~3개(냉장고에서 꺼내 실온에 두었던 것)
물……650ml

조리법

1. 냄비에 물 500ml를 넣고 끓인다.
2. 물이 끓으면 불을 끈 뒤 물 150ml를 추가한다.
3. 달걀을 깨서 넣고 냄비 뚜껑을 닫은 뒤 15분간 둔다.

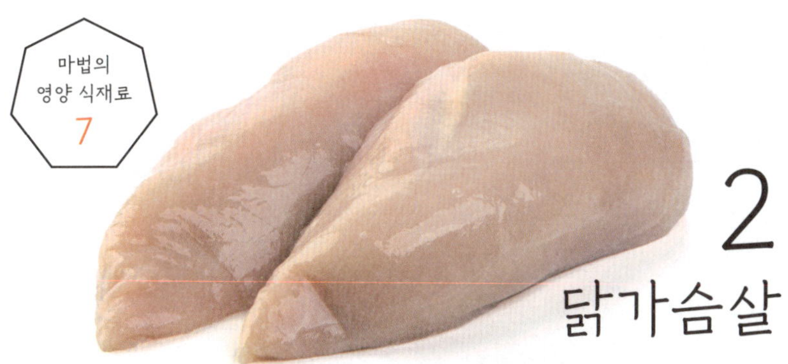

2 닭가슴살

양질의 단백질을 다량 함유한 육류로, 지방이 적고 칼로리가 낮다. 닭고기의 지방에는 동맥경화를 예방하는 리놀레산 등 다가불포화지방산이 풍부하다.

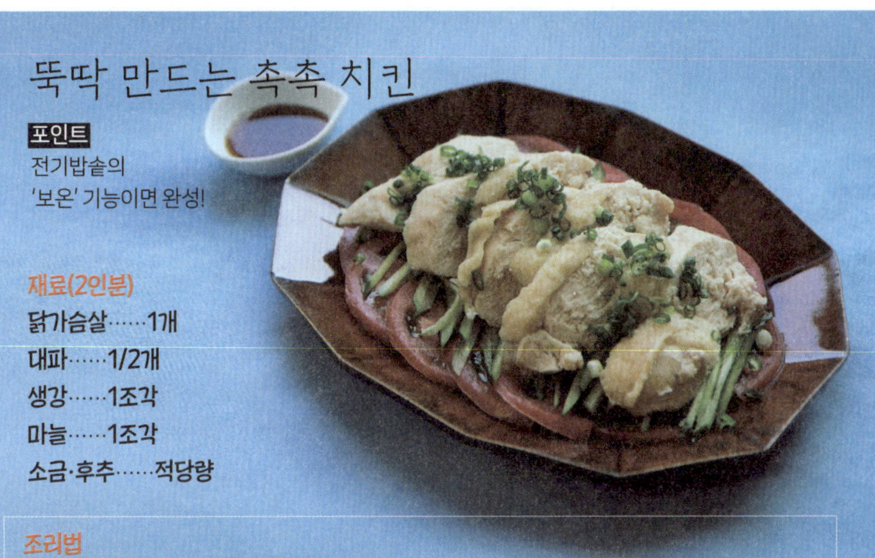

뚝딱 만드는 촉촉 치킨

포인트
전기밥솥의
'보온' 기능이면 완성!

재료(2인분)
닭가슴살……1개
대파……1/2개
생강……1조각
마늘……1조각
소금·후추……적당량

조리법
1. 대파는 어슷썰기를 하고, 생강과 마늘은 도톰하게 썬다.
2. 닭가슴살에 소금과 후추를 뿌린 뒤 썰어놓은 생강과 마늘을 얹는다.
3. 양념한 닭가슴살을 비닐팩에 넣고 대파 1/2개를 넣어 공기를 뺀 뒤 밀봉한다.
4. 전기밥솥에 비닐팩이 담길 정도로 뜨거운 물을 붓고 고기팩을 넣은 뒤 밥솥 뚜껑을 닫는다.
5. '보온' 기능으로 1시간 정도 두었다가 꺼내어 기호에 맞는 채소를 곁들여 먹는다.

마법의
영양 식재료
7

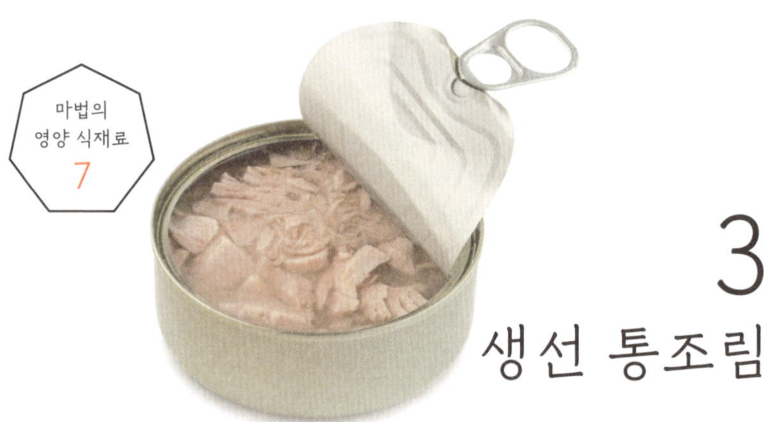

3
생선 통조림

생선을 뼈째 먹을 수 있어 편리하다. 생선의 영양, 칼슘, 오메가-3 지방산(EPA, DHA 등)을 골고루 섭취할 수 있다.

초간단 미소된장국

포인트 편하게 즐길 수 있는 단백질 요리!

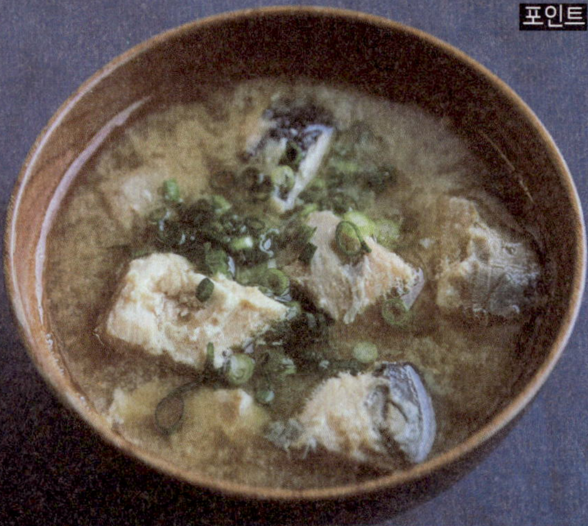

재료(2인분)

연어 또는 고등어 통조림……1캔
미소된장……1큰술(농도는 입맛에 맞게 조절한다)
물……300ml
실파, 미역, 버섯 등

조리법

1. 작은 냄비에 물을 끓이다가 물이 끓기 전에 버섯을 넣는다.
2. 물이 끓으면 통조림을 국물째 냄비에 넣는다.
3. 된장을 풀고 마무리로 실파나 미역을 넣는다.

마법의
영양 식재료
7

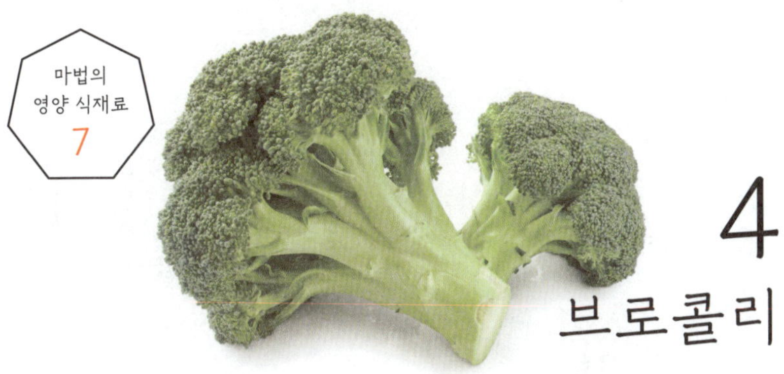

4 브로콜리

영양이 풍부한 채소로 비타민C, 비타민B_2, 비타민K, 엽산, 베타카로틴, 식이섬유가 풍부하다. 항산화 작용을 하는 파이토케미컬(루테인, 설포라판 등)도 많이 들어 있다.

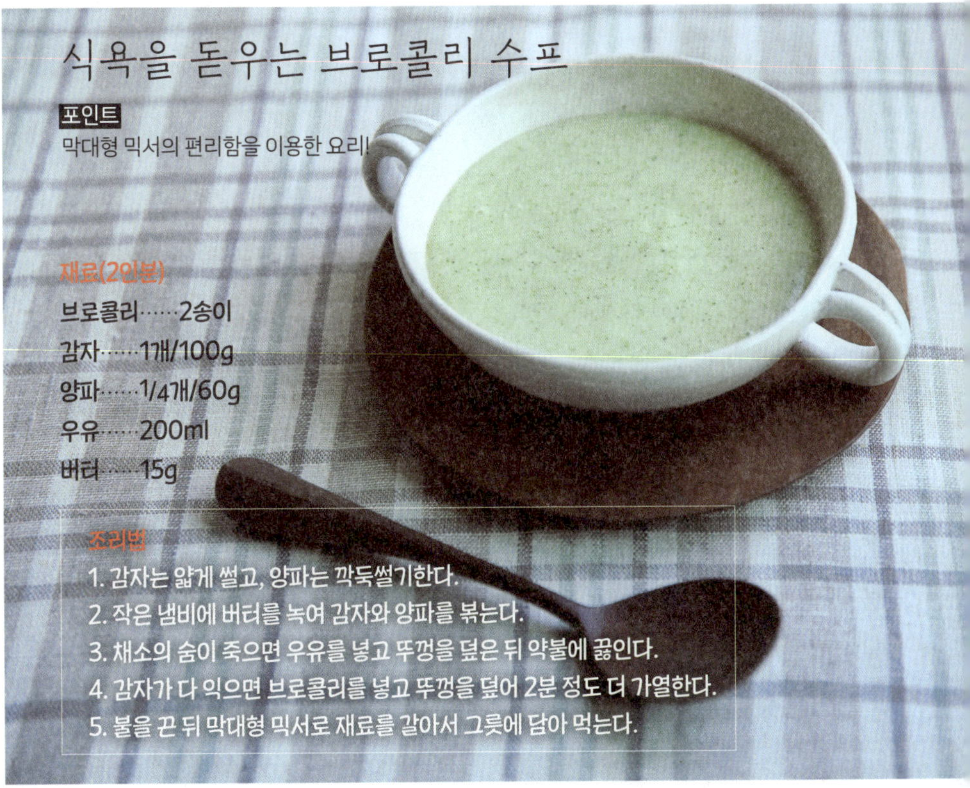

식욕을 돋우는 브로콜리 수프

포인트
막대형 믹서의 편리함을 이용한 요리!

재료(2인분)

브로콜리……2송이
감자……1개/100g
양파……1/4개/60g
우유……200ml
버터……15g

조리법

1. 감자는 얇게 썰고, 양파는 깍둑썰기한다.
2. 작은 냄비에 버터를 녹여 감자와 양파를 볶는다.
3. 채소의 숨이 죽으면 우유를 넣고 뚜껑을 덮은 뒤 약불에 끓인다.
4. 감자가 다 익으면 브로콜리를 넣고 뚜껑을 덮어 2분 정도 더 가열한다.
5. 불을 끈 뒤 막대형 믹서로 재료를 갈아서 그릇에 담아 먹는다.

마법의
영양 식재료
7

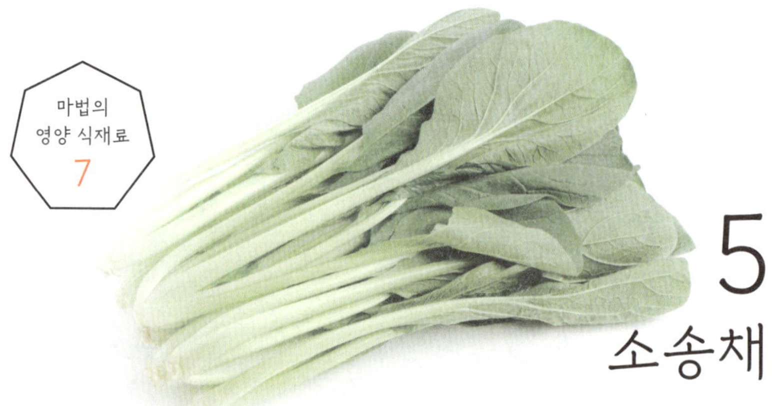

5 소송채

생으로 먹든, 익혀서 먹든 영양이 변치 않는 식재료이다. 소송채의 제철은 겨울로, 여름철에는 특유의 알싸한 맛이 느껴질 수 있는데 살짝 데쳐서 얼리면 감소한다.

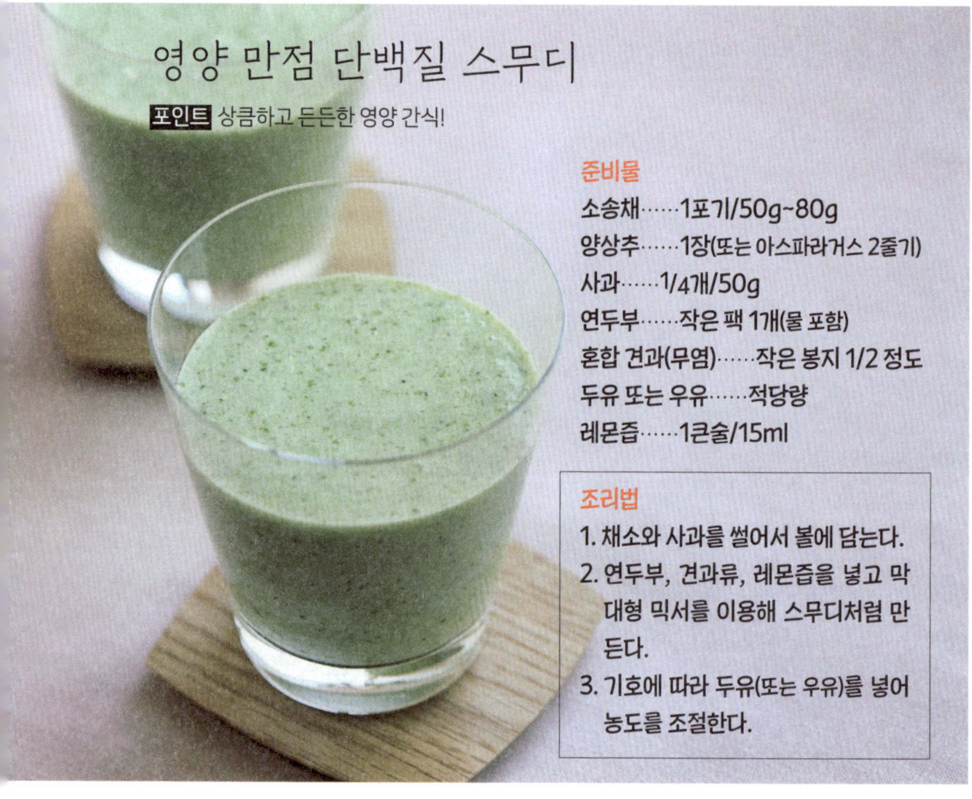

영양 만점 단백질 스무디

포인트 상큼하고 든든한 영양 간식!

준비물

소송채……1포기/50g~80g
양상추……1장(또는 아스파라거스 2줄기)
사과……1/4개/50g
연두부……작은 팩 1개(물 포함)
혼합 견과(무염)……작은 봉지 1/2 정도
두유 또는 우유……적당량
레몬즙……1큰술/15ml

조리법

1. 채소와 사과를 썰어서 볼에 담는다.
2. 연두부, 견과류, 레몬즙을 넣고 막대형 믹서를 이용해 스무디처럼 만든다.
3. 기호에 따라 두유(또는 우유)를 넣어 농도를 조절한다.

마법의
영양 식재료
7

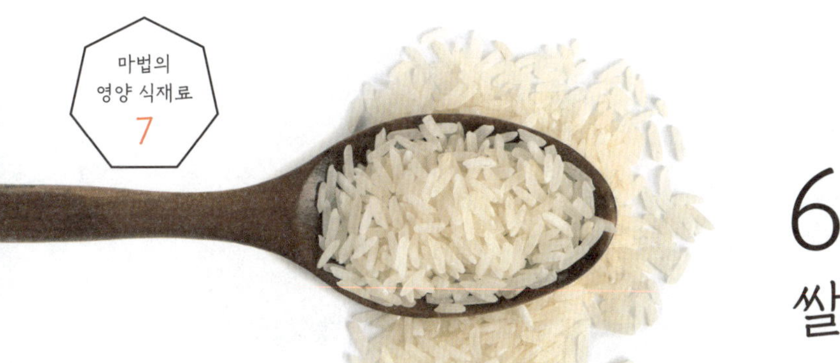

6 쌀

쌀밥 자체에 3대 영양소(탄수화물<당질+식이섬유>, 단백질, 지방)가 모두 들어 있다. 비타민 B_1, B_2, 칼슘, 나트륨까지 들어 있는 훌륭한 식품이다.

노릇노릇 미소된장 주먹밥

포인트 프라이팬으로 만들 수 있는 구수한 영양식!

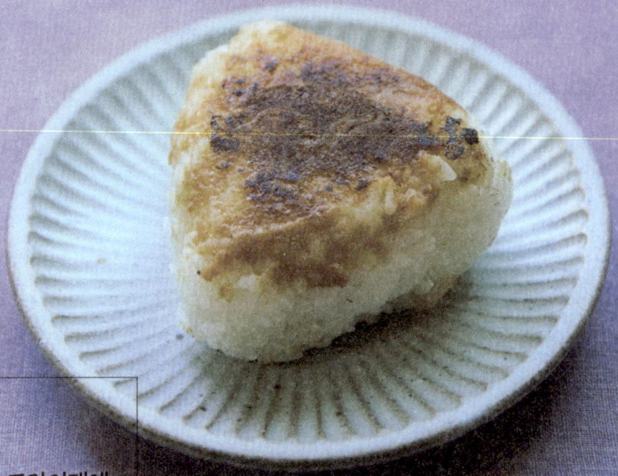

재료(1개 분량)

밥……130g
미소된장……1작은술

조리법

1. 밥으로 주먹밥을 만든다.
2. 양면에 미소된장을 바른 뒤 프라이팬에 노릇하게 굽는다.

마법의
영양 식재료
7

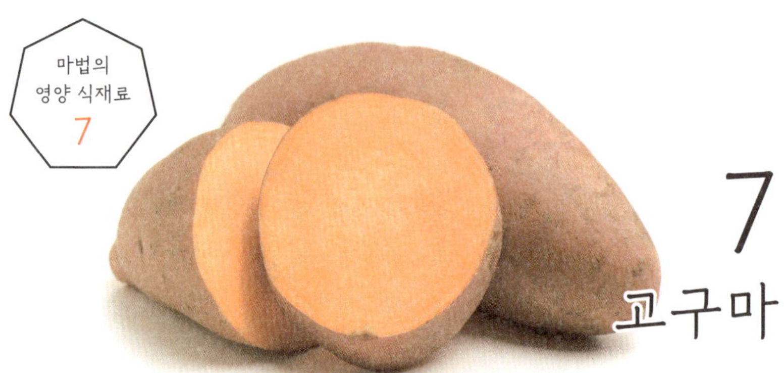

7
고구마

식이섬유와 비타민(C, B_1, B_2), 미네랄(칼륨, 칼슘, 인, 철), 파이토케미컬(베타카로틴)이 풍부한 식품으로, 간식으로 안성맞춤이다. 습기 없는 상온에 두면 장기간 보존할 수 있다.

고구마 맛탕

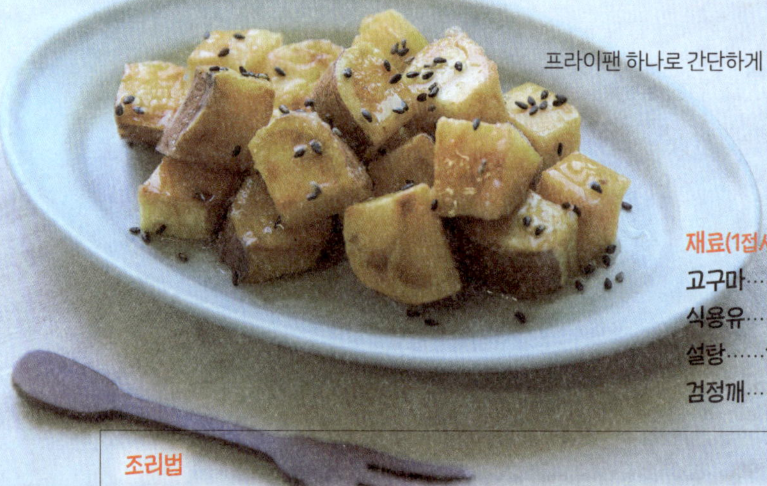

포인트
프라이팬 하나로 간단하게 만드는 간식!

재료(1접시)
고구마……1개/150g
식용유……1.5큰술
설탕……1.5큰술
검정깨……적당량

조리법
1. 고구마를 1.5cm 크기로 깍둑썰기하여 10분 정도 물에 담가 물기를 제거한다.
2. 프라이팬에 기름과 설탕, 고구마를 넣고 뚜껑을 덮어 중약불에 4분 정도 가열한다.
3. 고구마가 부드러워지면 불을 세게 올려 표면이 바삭해질 때까지 굽는다
4. 고구마 표면이 노릇해지면 기름을 닦아내고 접시에 담아 검은깨를 뿌린다.

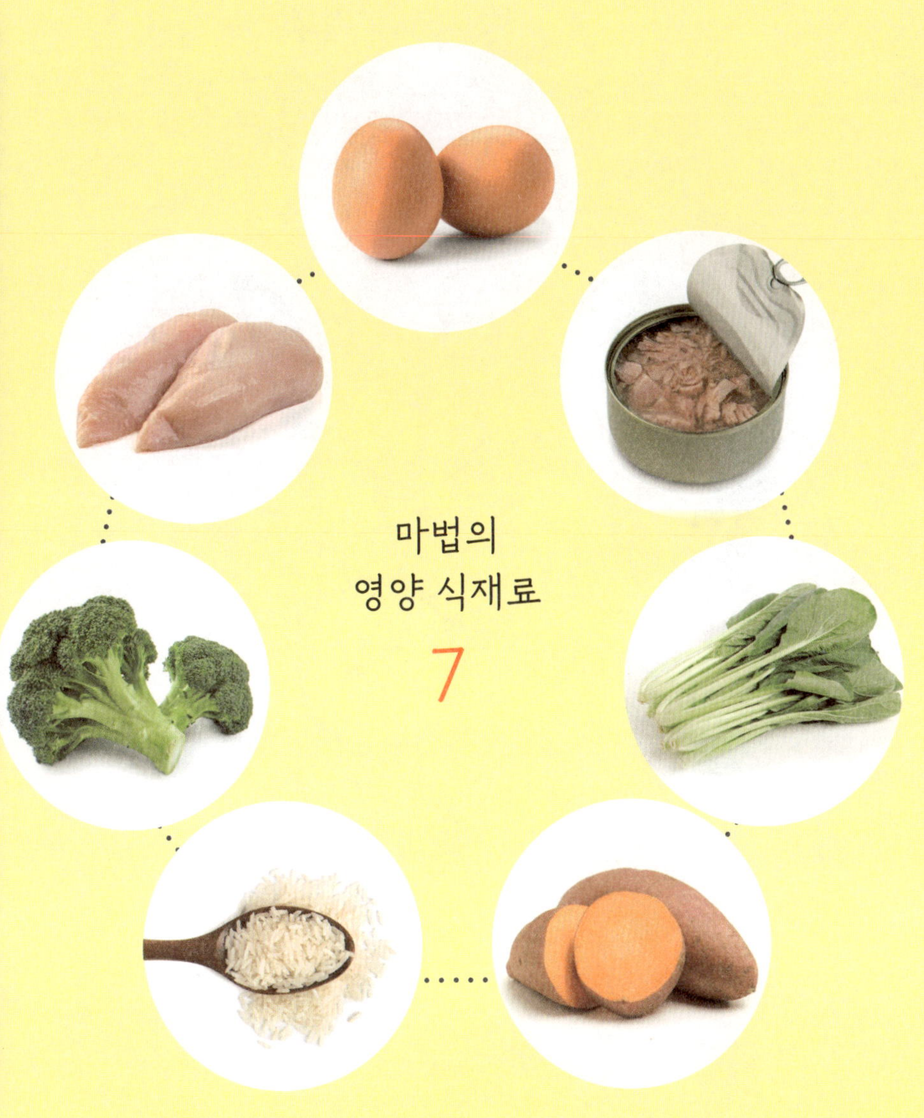

마법의
영양 식재료
7

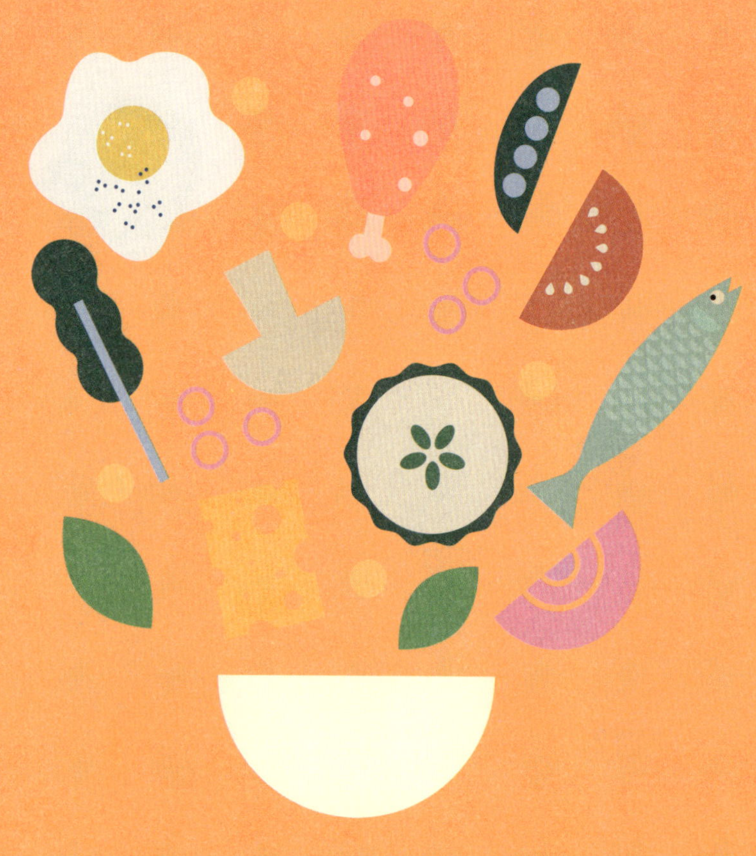

3장

'저영양'으로부터 몸을 지키는 법

영양 불균형을 알아차리는 법

지금까지 고령자가 무엇을 어떻게 먹어야 하는지 설명했다. 그런데 내가 이 책에서 좀 더 강조하고 싶은 내용은 노년기에 특징적으로 나타나는 영양 문제인 '저영양'에 따른 영양 장애이다.

중년이 되면 영양 과다 섭취에 따른 과잉으로 인한 생활습관병의 위험을 염려하는 사람들이 많아진다. 실제로 시간이 지나면서 만성적 영양 불균형 상태인 저영양에 빠지는 사람을 많이 보았다.

'저영양'은 몸이 마르고 BMI(body mass index, 체질량지수)가 매우 낮은 상태를 가리킨다. 고령자가 저영양 상태에 빠지는 이유는 다양하다. 여러 이유로 음식을 먹지 못해서일 수도 있고, 음식에 관한 오해로 인해 특정 음식을 일부러 먹지 않아서일 수도 있으며, 지병을 앓고 있어서일 수도 있다. 특히 나이가 많아질수록 심해지는 신체 허약(노쇠라고 한다)과 근력 감소(근감소증)는 저영양과 서로 영향을 주고받으며 악순환으로 이어진다.

또 노년기에는 BMI만으로는 판단할 수 없는 영양 불균형도 증가한다. 중년 이후가 되면 신체 구성 성분의 비율이 달라지면서 근육량과 체내 수분량이 모두 감소한다. 지방이 증가하고 근육이 잘 생기지 않는 '상대적 비만형'이 되기도 쉽다. 쉽게 말해 체지방과 내장지방은 많고 근육량은 적은 사람이 되는 것이다. 이를 근력 저하와 비만이 동시에 나타난다고 해서 '근감소성 비만'이라고 부른다. 여기에 운동량마저 떨어지면 근육은 훨씬 더 빠른 속도로 감소한다. 노년기로 접어들면서 마치 박차를 가하듯 근육이 감소하는 속도가 훨씬 빨라지는 것이다.

줄어든 체중을 보며 처음에는 기쁘게 생각할 수 있다. 하지만 안타깝게도 실제로 감소한 성분은 지방이 아니라 근육인 경우가 많다. 특히 살이 찐 상태로 노년을 맞을 경우 근감소성 비만이 되기 쉽다. 근감소성 비만인 사람의 영양 상태는 영양 과잉으로, 생활습관병에 걸릴 위험이 높은 중년과 비슷하다. 심각하다는 의미다. 더 큰 문제는 근력이나 운동 기능이 점점 더 떨어지면서 돌봄이 필요한 상태로 이어질 수 있다는 점이다.

근감소성 비만은 의학계에서는 비교적 새로운 개념이지만 현장에서 고령자의 영양을 살피다 보면 이미 이러한 상태에 놓인 사람을 적잖이 볼 수 있다. 저영양과 과영양, 마치 정반대의 상황으로 보이지만 둘 다 '노쇠'

 또한 두 가지 모두 식사의 내용이나 양의 변화로 생기는 '영양 불균형' 상태이고, 대사 장애의 원인이 되는 '영양 장애' 상태라고 할 수 있다.

영양이 제대로 작동하지 않으면 생명 유지를 위해 체내에서 이루어지는 다양한 '생체 내 화학 반응'이 정체될 수밖에 없다. 그러면 병에 취약해지는 것은 물론이고, 질병이나 부상에서 회복하는 능력이 떨어져 목숨을 위협하는 상황으로까지 이어질 수 있다.

한 달에 체중이 몇 kg 줄면 걱정해야 할까?

고령자의 저영양 위험을 식별하는 지표는 다음의 두 가지이다.

* 체중이 6개월 동안 약 10% 감소(또는 1개월에 5% 이상, 3개월에 7.5% 이상)
* BMI가 18.5 미만=저체중 범위(이보다 낮을수록 사망률이 높아진다.)

체중이나 BMI 수치에 이상이 있다고 판단되면 병원에 가서 혈액 검사를 받을 것을 권한다. 이를 통해 혈청 알부민 수치, 콜레스테롤 수치, 헤모글로빈 수치 등을 확인하고 제대로 된 진단을 받아야 한다. 검사 결과 저영양으로 판명되면 진료와 동시에 영양관리사에게 영양 장애를 바로잡는 법을 지도 받고 식생활을 개선하여 하루빨리 영양 부족 상태에서 벗어나야 한다.

한 번 넘어진 노인이 회복하지 못하고 계속 누워 지내거나 최악의 경우 사망까지 이르는 모습을 종종 목격한다. 이처럼 노년기에는 질병이나 부상에 따른 치료가 증가한다. 한 가지 확실한 것은 저영양 상태에서는 병에 걸리기는 쉽지만 회복하기는 쉽지 않다는 사실이다. 치료에 따른 신체 부담('침습'이라고 한다.)까지 동반될 경우 치료를 지속하기가 더 어려워지곤 한다. 당연한 말이지만 영양 상태가 충분치 않으면 수술을 견딜 수 없다는 판단이 내려질 수도 있다. 치료할 수 있다고 해도 저영양 상태에서는 침습에 따른 손상 우려로 예후가 좋지 않을 가능성이 높다.

과체중 상태로 나이가 들면 '근감소성 비만'의 위험이 크다

한편, 영양 과잉에 따른 위험성을 판단하는 것은 생각만큼 쉬운 일이 아니다. 다양한 연구에서 75세 이상인 경우 BMI 판단 기준에서 비만으로 분류되는 '25 이상'인 사람이 더 오래 산다는 결과도 있기 때문이다. 그러므로 지병의 유무나 상태에 따라 개별적으로 적절한 체중 감량, 근육 강화, 영양 관리를 진행하는 것이 바람직하다. 과체중 상태에서 나이가 들면서 근력이 떨어지는 '근감소성 비만'인 사람들 중에는 이미 당뇨나 이상지질혈증, 고요산혈증, 관상동맥 질환, 뇌혈관 질환, 지방간 같은 생활습관병을 가지고 있는 경우가 많기 때문이다. 영양을 충분히 섭취하면서 체중을 감량하고 지방세포를 줄이면 생활습관병과 관련된 호르몬 분비가 변하면서 영양 상태와 기저 질환이 개선될 가능성이 있다. 그러므로 표준 체중까지는 아니더라도 현재 체중에서 3% 이상 감량을 목표로 근육량을 유지 및 강화하는 것이 중요하다. 물론 이를 위해서는 각자에게 맞는 개별적인 대응이 필요하다.

BMI, 개별적인 판단이 필요하다

BMI의 판단 기준은 84쪽 표에 따르면, 65세 이상인 경우 21.5 미만이면 '저체중', 25 이상이면 '비만'이다. 나는 평소 건강 전반을 고려하여 '50~64세는 20.0~24.9', '65세 이상은 21.5~24.9' 범위를 목표로 영양을 관리한다. 하지만 BMI만을 판단 기준으로 삼지는 않는다. 전반적인 건강 상태, 이를테면 활력이나 수면, 배설 등에 별 문제가 없고 6개월 이상에 걸쳐 BMI가 꾸준한지 등을 모두 포함하여 판단한다.

내가 돌보는 A씨를 예로 들어보겠다. A씨는 72세의 여성으로, 키는 156㎝이다. 60대부터 BMI가 20.5~22.6 사이로 안정되어 있으며, 대체로 건강하다. 정기적으로 병원을 방문하여 건강검진을 받고 있고, 치과와 안과, 정형외과 통원 치료를 하고 있지만 우려할 만한 내과적인 기저 질환은 없다. 아침에 일어나면 배가 고프고, 하루 세끼를 거의 거르지 않고 챙겨 먹는다. 주변 사람들과 꾸준히 그라운드 골프를 치거나 체조를 하는 것이 그녀의 일상이다. BMI는 20.5로 '저체중'에 속하지만 문제는 없다. 체중이 50~55kg 사이로 항상 안정되어 있기 때문에 특별한 조언은 하지 않고 경과를 지켜보고 있다.

다음은 B씨다. B씨는 76세의 남성으로, 키는 159cm이다. 8년 전에 큰맘 먹고 다이어트를 하여 7kg을 감량했다. 이후 요요 없이 24~26.5 사이에서 안정적인 BMI를 유지하고 있으며, 대체로 건강하다. 혈압이 조금 높아 약물 치료를 하고 있긴 하지만 매일 아침저녁으로 혈압을 측정하며, 약물로 조절 중이다. 밥을 좋아하여 가끔 과식하는 날이 있기도 하지만 지역 활동과 걷기를 통해 몸을 움직이며 건강에 신경 쓰고 있다. BMI는 26.5로 '비만' 범주에 들어가지만 내가 볼 때 큰 문제는 없다. 체중 또한 62~67kg 사이로 안정적이다.

이처럼 나는 BMI도 개별적인 판단이 필요하다고 본다. 6개월간 BMI 변동 폭이 3 정도로 안정적이고, 이 수치가 '표준'에서 크게 벗어나지 않으며 건강 상태가 양호하다면 문제없다고 생각한다.

이와 달리 체중이 너무 적게 나가고 몸이 쉽게 휘청거리며 기운이 없는 사람, 반대로 체중이 많이 나가고 앉거나 일어설 때 무릎에 통증이 느껴지는 사람은 식단과 생활습관의 점검을 통해 체중을 조절해야 한다. 식생활에 조금만 변화를 주면 3개월 정도 만에 몸이 바뀐다. 그러므로 자신의 BMI와 심신의 변화, 건강 상태를 정확히 파악하여 식생활을 개선하거나 활동 또는 운동하는 습관을 들여 저영양에 따른 건강 피해를 예방하도록 하자.

BMI 구하는 법

체중(kg) ÷ 신장(m) ÷ 신장(m) = BMI(kg/㎡)

신장 160cm, 체중 60kg인 경우

60(kg) ÷ 1.6(m) ÷ 1.6(m) = BMI 23.4kg/㎡

신장 150cm, 체중48kg인 경우

48(kg) ÷ 1.5(m) ÷ 1.5(m) = BMI 21.3kg/㎡

나이별 적정 BMI

나이	저체중	표준	비만	고도비만
18~49세	18.5미만	18.5~24.9	25이상	30이상
50~64세	20미만	20.0~24.9	〃	〃
65세 이상	21.5미만	21.5~24.9	〃	〃

출처: 후생노동성 '일본인의 식사 섭취 기준'

사소한 계기로
시작되는
저영양의 신호

저영양의 다양한 원인

고령자가 저영양 상태에 빠지는 데는 몇 가지 원인이 있다. 음식 문제 이외에도 생활이나 환경의 변화, 심리적인 영향 등 다양한 이유가 원인이 될 수 있다. '겨우 그만한 일로?'라고 생각할 수 있는데, 고령자의 경우 정말 '겨우 그만한 일'로 먹지 못하게 될 수 있다. 오랫동안 체중이나 BMI에 변화가 없던 사람도 노년기에 접어들면서 갑자기 이러한 상황에 맞닥뜨릴 수 있으므로 사전에 '원인'을 파악해둘 필요가 있다.

식생활은 대부분 가정 내에서 이루어진다. 그렇기 때문에 외부에서는 바로 알기가 어렵고, 나 같은 의료 전문직이 개입할 때는 이미 증상이 진행된 경우가 대부분이다. 따라서 사전에 발견하고 중증화하는 것을 예방해야 한다. 물론 '내가 주치의'라는 생각으로 주기적으로 점검하는 것이 가장 바람직하지만 이렇게 하기는 쉽지 않으므로 다음의 리스트를 보며 저영양의 원인을 알아두는 것이 좋다.

고령자가 먹지 못하게 되는 '다양한 이유'

잘 먹고 있다고 생각하지만 실은 그렇지 않은 경우

* 중년 즈음부터 먹는 양이 서서히 줄고, 소화 흡수 능력이 떨어졌다.

* 아침과 점심 식사는 거의 그대로지만 저녁 식사량은 줄었다.

* 식사 횟수가 3번에서 2번으로 줄었다.

* 간식 먹는 횟수와 양이 줄었다.

* 도시락 한 개를 한 번에 다 먹지 못해서 남긴다.

* 도시락 한 개를 한 번에 다 먹지 못하고 두 번에 나누어 먹는다.

* 나이가 들면 활동량이 줄기 때문에 대충 먹어도 된다고 생각한다.

* 마른 편이 건강에 이롭다고 생각한다.

* 특정한 음식이나 식사법을 고수한다.

* 젊어서 교육받은 '생활습관병 예방을 위한 식사법'을 지금도 지키고 있다.

* 요리를 하지 못하게 되었다, 요리가 무서워졌다.

* 밥 대신 과자나 과일로 끼니를 때운다.

* 떡, 면, 주먹밥, 빵을 주로 먹는다.

* 더운 여름철에는 입맛이 없어 입맛에 맞는 음식만 먹는다.

* 별로 배고픔을 느끼지 않는다, 식욕이 없다.

* 식사가 '맛있다', '즐겁다'고 느껴지지 않는다.

* 맛있고 즐거운 식사를 위해 노력하지 않는다.

먹는 기능의 저하와 입, 이, 눈의 이상인 경우

* 딱딱한 음식은 먹기 어려워 부드러운 음식 위주로 먹는다.

* 침이 분비되지 않아 입안이 건조하고, 이로 인해 먹기 힘들다.

* 치아가 약해져서(틀니가 맞지 않아) 제대로 씹지 못한다.

* 음식을 삼킨 후에도 입안에 남아 있는 음식물이 많다.

* 식사 중에 자주 사레가 들린다.

* 음식 맛을 모르겠다.

* 음식이 제대로 보이지 않아서 무엇을 먹는지 잘 모르겠다.

* 설사나 변비, 빈뇨 등이 걱정되어 음식물 섭취를 자제한다.

* 식사하는 데 시간이 많이 걸리고, 먹고 나면 피곤해진다.

컨디션 저하나 질병, 부상, 치료에 따른 영향과 약물 부작용인 경우

* 지병으로 먹는 약이 많아서 약만 먹어도 배가 부르다.

* 식사 후에 약을 먹어야 한다고 생각하면 식사 시간이 우울하다.

* 밤에는 쉽게 잠들지 못하고, 낮에는 졸려서 식사할 정신이 없다.

* 의식이 멍해서 식사에 집중할 수가 없다.

* 호흡이 안정되지 않아 음식을 먹을 수가 없다.

* 식사하는 내내 자세를 유지할 수 없다.

그 외의 경우

* 가족을 간병하거나 돌봐야 해서 식사에 소홀하다.

* 가까운 사람의 사망 등으로 충격을 받아서 심리적 스트레스를 받고 있다.

* 식료품 구매가 불편하다, 불가능하다.

* 경제적으로 어려워서 충분한 식사를 마련할 수 없다.

* 항상 혼자 먹어서 식욕이 생기지 않는다.

먹는 기능의 노화 신호를 놓치지 마라

지금부터는 식생활을 재검토해야 할 시기에 관해 설명하려 한다. 그 전에 '먹는 기능의 노화'에 대해 잠시 짚고 넘어가자.

식사를 할 때 음식물을 인식하고, 입으로 가져가 씹고, 음식과 침을 섞어 삼킬 수 있는 하나의 덩어리(식괴, 食塊)로 만들어 목 안쪽으로 보내는 과정을 섭식(摂食)이라고 한다. 그리고 삼킨 후에 식도에서 위로 보내는 과정을 연하(嚥下)라고 한다. 이 두 기능이 쇠퇴하면 음식을 먹고 싶어도 먹지 못해서 저영양의 위험에 빠질 수 있다. 연하 기능이 떨어지면 침이나 음식물이 기도로 잘못 들어가는데, 이를 오연(誤嚥)이라고 한다. 말 그대로 '잘못 삼킨' 것으로, 오연은 고령자의 목숨을 위협하는 흡인성 폐렴의 원인이다.

고령 사회가 되면서 흡인성 폐렴에 주목하게 되었고, 식사 중에 사레가 들리면 위험하다는 인식이 퍼지면서 조심하는 사람들이 늘었다. 분명 사레는 오연을 막으려는 신체의 반사 작용이고, 오연이 잦다는 것은 연하 기능이 떨어졌다는 신호이다. <u>다만, 일반적으로 오연은 섭식 기능 저하가 선행되는 경우가 많기 때문에 주의가 필요하다.</u>

초기에 흔히 나타나는 증상은 딱딱한 음식을 잘 먹지 못하는 것이다. 부드러운 음식 중심의 식생활을 하고 있다 해도 다른 음식을 무리 없이 먹을 수 있으면 큰 문제가 되지 않는다. 하지만 먹기 불편하다는 이유로 고기나 채소를 멀리하면 씹는 힘이 점점 약해질 수밖에 없다. 이로 인해 결국 좋아하는 음식을 먹지 못하게 되면 식욕 저하와 저영양은 물론 은둔이나 고립 같은 더 큰 문제로 발전할 수 있다. 이를 예방하려면 날마다 섭식과 연하에 관련된 모든 기능을 '충분히' 사용해야 한다.

내가 영양 관리를 담당하는 치과에서는 씹는 힘이 떨어진 고령자에게 검은콩이 들어간 쌀과자로 씹는 연습을 시킨다. 잘 씹지 못한다고 해서 부드러운 음식으로 대체하는 것이 아니라 씹는 능력을 유지하고 회복하는 연습을 계속해서 시키는 것이다. 다행히 쌀과자의 맛이 좋아서 다들 열심히 먹으려고 노력한다. 콩 껍질이 치아 사이에 끼는 문제가 생기긴 하지만 맛도 있고 여럿이 함께 먹는 자리라서 그런지 생각보다 잘 따라주신다.

식생활 점검과 개선이 필요한 3가지 순간

식생활 점검은 수시로 그리고 항시로 해야 한다. 다만 '어떤 계기'가 있으면 시작하는 데 훨씬 도움이 된다. 운동을 시작했거나 환경에 변화가 생겼을 때 또는 병에 걸렸을 때가 바로 식생활 개선의 '어떤 계기'가 될 수 있다.

최근에는 지금까지의 식생활을 되돌아보고 개선하려고 하는 사람들이 늘고 있다. 마지막 장에서 자세히 소개하겠지만 병에 걸린 원인을 '식생활'로 보고 조금이라도 치료에 보탬이 되도록 할 수 있는 노력을 기울이는 것이 중요하다. 하지만 가능하면 병에 걸리기 전에 몸이 보내는 신호와 변화에 관심을 기울이고, 식생활을 수시로 점검하여 건강해지는 계기로 삼는 것이 바람직하다. 몸이 보내는 신호는 크게 3가지이다. 살이 빠지는 경우, 식욕이 없어지는 경우, 그리고 살이 빠지는 경우이다. 식습관을 돌아보고 이런 순간들이 있었거나 경험했다면 반드시 식생활을 점검하고 개선의 기회로 삼기 바란다.

살이 빠졌다

혹시 일주일에 2%, 1개월에 5%, 3개월에 7.5%, 6개월에 10% 이상 체중이 감소한 경험이 있는가? 이때 잘 먹거나 많이 먹어서 몸무게를 회복하거나 늘리겠다고 생각해서는 안 된다. 병원에 가서 검사를 받고, 의료진에게 살이 빠진 원인에 대해 확인하고, 치료 차원에서 영양 지도를 받는 것이 우선이다. 일주일에 2%, 1개월에 5%, 6개월에 10%라는 말이 쉽게 다가오지 않을 수 있다. 하지만 이는 체중이 50kg인 사람이 일주일에 1kg, 1개월에 2.5kg, 6개월에 5kg이 줄었다는 의미로, 그냥 넘겨서는 안 될 일이다. 분명 몸 어딘가에 문제가 벌어지고 있다는 의미이기 때문이다. 이보다는 덜하지만 최근 몇 개월 사이 체중이 줄어든 경우라면 다음에 열거한 원인은 없는지 살펴보고 대처하기 바란다. 아울러 함께 소개한 식생활 개선법 중에 실천할 수 있는 방법은 찾아서 시도해 보기 바란다.

  ＊ 먹고 싶지만 필요한 만큼 먹지 못한다.
    → 식사 횟수를 늘리거나 간식을 먹는다.

* 숨이 차거나 답답하다.

  → 식사 전이나 식사 중에 휴식을 취하고, 식기나 주방도구를 가벼운 것으로
  바꾼다.

* 밤에 쉽게 잠들지 못한다.

  → 생활습관을 점검하고, 낮잠을 자지 않거나 꾸준히 산책을 한다.

* 질환을 치료하면서 대사에 변화가 생겼다.

  → 먹고 싶을 때 먹을 수 있도록 간편식(달걀, 통조림, 간식 등)을 식탁에 준비해
  놓는다.

* 눈이 잘 보이지 않아서 요리를 하거나 먹고 싶은 마음이 들지 않는다.

  → 음식은 무늬가 없는 그릇에 담고, 후각으로 식욕을 자극하는 제철 식재료를
  사용한다.

* 씹거나 삼키기가 힘들고 사레가 자주 들린다.

  → 진찰을 통해 '섭식연하장애'가 있는지 확인한다.

* 틀니가 맞지 않는다.

  → 치과 상담을 한다.

* 딱딱한 음식을 씹지 못한다.

  → 부드러운 죽이나 페이스트식으로 음식의 형태를 바꾸어 본다. 치과 상담을
  한다.

* 장보기나 요리, 뒷정리를 하지 못한다.

  → 조리 기구를 바꾼다. 조리법을 바꾸거나 레토르트 식품을 다양하게 활용해
  도 좋다.

식욕이 없을 때의 해결 방법은 5장에 자세히 설명해 놓았다. 다만 다음 항목 중에 원인이 있다고 판단된다면 진료를 통해 정확히 확인하고 치료 차원에서 식사 지도를 받아야 한다.

* 복부 팽만감이 계속된다.

 → 내과 진료를 본다.

* 변비가 계속된다.

 → 내과 진료를 본다.

* 질환을 치료하면서 대사에 변화가 생겼다.

 → 주치의와 상담한다.

* 후각, 미각이 변해서 음식을 먹지 못한다.

 → 내과 또는 이비인후과 진료를 본다.

* 씹거나 삼키기가 어렵고 사레가 자주 들린다.

 → 진찰을 통해 '섭식연하장애'가 있는지 확인한다.

* 딱딱한 음식을 씹지 못한다.

 → 치과 상담을 한다.

* 틀니가 맞지 않는다.

 → 치과 상담을 한다.

* 구내염 등 반복되는 입안 문제로 먹지 못한다.

 → 구강외과 또는 내과 진료를 본다.

BMI 측정을 일상화하는 것은 중요한 일이다. 특히 BMI가 25 이상이고 당뇨나 고혈압, 이상지질혈증 등의 문제가 있는 경우라면 영양관리사와 상담하여 목표를 정하고 체중을 줄여야 한다. BMI가 30 이상이면 고도비만인데, 비만은 사망 원인 중에서도 순위가 높고 치매 발병과도 관련이 있다. 전문가와 상담하여 원인에 적극 대처해야 한다.

* 밥, 빵, 면, 떡 등 탄수화물 중심으로 섭취한다.

  → 영양 불균형을 개선한다.

* 간식과 음료수를 자주 먹는다.

  → 단 음식의 섭취를 줄이고 영양 불균형을 개선한다.

* 씹거나 삼키기가 어렵고 사레가 자주 들린다.

  → 진찰을 통해 '섭식연하장애'가 있는지 확인한다.

* 딱딱한 음식을 잘 씹지 못한다.

  → 음식의 형태를 바꾸어 본다. 치과 상담을 한다.

* 틀니가 맞지 않는다.

  → 치과 상담을 한다.

* 변비가 계속된다.

  → 내과 진료를 본다.

* 다리와 허리가 아파서 활동하기가 어렵다.

  → 정형외과 진료를 본다.

* 질병을 치료하면서 대사에 변화가 생겼다.

  → 주치의와 상담한다.

* 장보기나 요리 경험이 없어서 적당량을 모른다.

  → 영양관리사나 장기요양보호사와 상담한다.

* 경제적인 문제로 식생활을 바꿀 수 없다.

  → 복지 혜택이나 요양 지원을 받는다.

* 식생활에 나만의 방식이 있어 바꿀 수 없다.

  → 영양관리사와 상담한다.

* 식사했다는 사실을 깜빡 한다.

  → 경도인지장애(MCI)나 치매가 있는지 진료를 받는다.

떨어져 사는 부모님의 식생활을 지키는 법

부모님이 고령에 접어들면 자식 입장에서는 부모님의 건강 상태나 생활 환경이 염려되기 마련이다. 함께 살지 않으면 자세한 생활을 알 수 없기에 더 그렇다. 그렇다고 마음만 졸이고 있을 수는 없지 않은가. 앞서 설명했듯이 사소한 계기로 먹지 못하는 저영양의 신호는 작은 데서 시작되고, 나이가 들수록 그 위험은 점점 커진다.

저영양의 위험은 누구에게나 존재한다. 함께 살지 않는 부모님이 걱정되거나 식사는 잘하고 계신지 궁금하다면 바로 연락해서 안부와 건강을 확인하면 된다. 이런저런 대화를 나누면서 구체적인 몸 상태를 물어보고, 식사량이나 횟수, 영양은 부족한지 않은지, 체중 감소는 없는지, 생활의 불편함은 없는지 등을 물어보자. 문제는, 자식이 걱정할까봐 거짓으로 둘러대거나 먹지 못하는 상황을 솔직히 말하기 싫은 마음에 부모님의 마음이 상할 수도 있다는 것이다. 부모님의 자존심을 배려하여 현재 상태를 부정하지 말고 가능하면 관심과 희망이 느껴지도록 대화를 긍정적으로 이끌어야 한다. 팁을 하나 주면, 반드시 자녀 본인의 이야기, 예를 들면 오늘 무엇을 먹었는지, 건강검진 결과는 어떤지 등을 부모에게 먼저 말해서 일방적으로 심문 받는 느낌이 들지 않도록 배려해야 한다. 정리하면, '보고 → 연락 → 상담'의 과정을 통해 서로에 관해 묻고 관계를 원만하게 유지해야 한다.

그렇지만 가족이라서 더 어려울 때도 있는 법이다. 이런 경우에 대비하여 부모님 주변에 있는 사람의 연락처를 확보하여 혹시라도 부모님께 문제가 생겼을 때 연락해 달라고 당부해 두어야 한다.

특히 부모님 중 한 분이 혼자 사시는 상황이라면 친구나 가까이에 있는 친척, 이웃에게 미리 사정을 전달하여 확실한 비상 연락망을 만들어 놓아야 한다. 장기요양보호사를 이용하고 있다면 사회복지사나 요양보호사를 직접 만나 이야기를 해두는 것도 방법이다. 만약 지병이 있어 주기적으로 병원에 다녀야 하는 상황이라면 한두 번 정도는 진료에 동행하여 주치의와 얼굴을 익혀두는 것이 현명하다. 부모에게는 자식으로서 걱정되는 마음을 전하고, 부모와 가까운 사람과 관계를 맺고 싶다고 먼저 이해를 구하라. 무작정 행동으로 옮기면 마찰의 원인이 될 수 있기 때문이다. 부모가 굳이 그럴 필요 없다고 해도 물러서지 말고 최대한 이해를 구해야 한다. 부모의 성향을 고려하여 배려 있게 행동해야만 원하는 결과를 얻을 수 있다. 이 책을 읽는 고령자 중에 가족과 떨어져 사는 독자가 있다면 자녀에게 이러한 준비를 꼭 시킬 것을 권한다. 아무 일도 없으면 다행이지만 만약 무슨 일이 생기면 빠르게 연락을 주고받을 수 있어야 하지 않겠는가.

4장

'장수 식단'을
꾸준히 유지하는 방법

건강한 사람의
이유 있는 식사법

앞서 나는 '잘 먹는 사람이 잘 산다'고 썼다. 사실 나이가 들어서도 잘 먹기란 쉬운 일이 아니다. 아직 60대인 나는 그것이 얼마나 힘든 일인지 뼛속 깊이 이해하지는 못하지만 어느 정도 상상은 할 수 있다. 왜냐하면 나이에 상관없이 사소한 계기로 충분히 먹지 못하는 사람을 지금까지 많이 보아왔기 때문이다. 반면에 잘 먹고 건강하게 사는 사람들은 작은 지혜와 요령을 갖춘 식생활을 유지하는 경우가 많다. 식욕이 떨어졌을 때 이를 회복하는 노하우와 비법은 물론 귀찮은 조리 과정은 '적절하게 생략'하는 효율적인 모습도 자주 확인했다.

여기서는 지금까지 내가 다양한 활동을 하면서 만난 장수자들에게 배운 습관을 전하고자 한다. 식사 습관뿐만 아니라 일상에서 활용할 수 있는 힌트도 있으니 꼭 실천해 보기 바란다.

건강하고 잘 먹는 사람들의 공통점 한 가지는 제철 음식에 민감하다는 것이다. 제철 식재료와 그에 어울리는 조리법을 즐기는 것은 당연하고, 남녀 모두 요리를 즐기는 경우도 많다. 일단 이들은 장을 볼 때 제철 식재료에 주목한다. 제철 음식이 지닌 영양의 힘을 알기 때문이다. 따지고 보면 제철 식재료는 경제적으로 이득이다. 가격은 같아도 영양가는 더 높기 때문이다. 예를 들면, 시금치에 포함된 비타민C의 양은 여름철과 겨울철이 확연히 다르다. 겨울이 제철인 시금치의 비타민C는 겨울이 여름의 3배나 된다. 이 얼마나 이득인가! 어떤 분은 내게 여름에는 어린잎을 골라서 생으로 먹으면 영양가가 줄지 않고, 겨울에는 전골에 넣어 먹으면 더 맛있다고 알려주었다. 충실한 식생활을 하고 있는 만큼 식재료 속 영양에 대한 관심도 높은 것을 확인할 수 있었다.

사실은 나도 계절마다 즐기는 음식이 있다. 잠깐 소개하면, 새싹이 돋아나는 봄에는 머위순, 생강순, 미나리 등을 즐긴다. 적은 양으로도 향을 느낄 수 있어 식사를 충만하게 해준다. 죽순과 고사리, 고비 역시 봄에 즐길 수 있는 제철 식재료다. 아스파라거스는 싱그러운 초록빛과 아삭거리는 식감을 즐길 수 있어 좋다.

여름에는 은어와 소라의 향이 일품이다. 고향의 여름 풍경을 떠올리면서 은어나 소라를 넣어 밥을 지어 먹곤 하는데, 이렇게 하면 음식이 주는 기쁨을 다시 한 번 느낄 수 있다. 또한 여름 음식은 잊고 있던 그리움으로 식욕을 자극할 수 있어서 더 좋다.

가을에는 버섯, 고구마, 밤을 넣어 지은 밥과 국을 자주 먹는다. 겨울에 대비해서 곶감이나 고구마말랭이, 단무지도 넉넉하게 만들어 둔다. 겨울에는 뭐니 뭐니 해도 몸을 따뜻하게 해주는 전골 요리가 최고다. 재료를 송송 썰어 넣고 보글보글 끓여 한 입 먹는 순간 온몸이 따뜻해진다. 간단하기도 하거니와 맛도 좋아 영양가가 몸에 퍼지는 느낌이다. 찹쌀 경단과 단술도 빼놓을 수 없는 겨울 음식이다.

여러분에게도 저마다 즐기는 '계절의 맛'이 있을 것이다. 맛은 기본이고 영양까지 갖춘 제철 음식을 계절이 바뀔 때마다 즐겨보자.

그릇 하나로 완성하는 균형 잡힌 식사

내가 잘 먹고 건강한 사람들에게서 배운 또 하나의 비법은 바로 '능숙한 생략'이다. 바로 앞에서 '적절한 생략'이라는 말을 썼는데, 이번에는 '능숙한 생략'이다.

주식과 주요리, 반찬, 국을 모두 갖춘 '정식'을 매끼 준비하는 것은 말처럼 쉽지 않다. 식사 준비라는 게 정성을 들이다 보면 끝이 없고, 조금 과장하면 식사 준비만으로 하루가 다 가버릴 수도 있기 때문이다. 게다가 이런 건강한 분들은 매일 집에만 있는 게 아니고 '오늘 해야 할 일'이나 '오늘 가야 할 곳' 등으로 일정이 넘치는 경우가 많아서 식사 준비에 마냥 시간을 쏟을 수 없다.

그런 만큼 이들은 저마다 뚝딱 식사 준비를 끝내는 요령을 알고 있다. 그중에는 원래 요리를 좋아해서 그동안 많은 연구를 했지만 나이가 든 뒤로는 체력과 기력을 고려해서 간단하게 먹고 있는데, 이마저도 맛있고 즐겁다는 사람도 있었다. 현재 자신의 몸 상태에 부담이 되지 않는 새로운 습관을 만든 것이다. 이런 유연함도 건강 비법 가운데 하나다.

재택 요양을 하는 어느 암 환자에게서 배운 맛있고 질리지 않는 간단 메뉴가 있다. 대접에 냉동 우동면 하나를 넣고 채 썬 양배추와 자른 베이컨(또는 연어 플레이크)을 올린 다음 전자레인지에 돌려 크림치즈를 넣고 버무린 요리다. 여기에 간장을 살짝 뿌려도 되고, 가쓰오부시나 파래, 깨소금, 잘게 부순 견과류 등을 넣어 먹어도 맛있다. 한 그릇에 에너지원은 물론 단백질과 채소까지 모두 들어 있는 데다 다양한 재료를 토핑으로 얹을 수 있으니 재미까지 갖췄다. 마트에 가서 메뉴에 어울릴 만한 재료를 찾아 나만의 메뉴를 만들 수 있으니 시도해 보기 바란다.

외출하는 날에는 딱 세 숟가락 더 먹는다

이 방법은 내가 어떤 선배 부부에게 듣고 감탄한 팁으로, 이후 여러 사람에게 추천하는 습관 중 하나가 되었다. 70세가 넘으면 외출하는 날 아침에 밥을 조금 더 먹고 나갈 것을 권한다. 외부 활동으로 몸을 많이 움직여야 하는 날에는 평소보다 에너지를 좀 더 보충해서 나가라는 의미다. 남자는 3숟가락, 여자는 5숟가락 정도를 평소보다 더 먹으면 된다. 사소하게 생각할 수 있지만 이렇게 하면 80~100㎉의 에너지를 추가로 섭취할 수 있다.

이는 자신의 활동이나 체험을 바탕으로 식습관을 재정립하고 건강을 유지하려는 훌륭한 자세다. 바꿔 말하면 내가 주치의라는 마음가짐이다. 체중을 늘리고 싶은 사람은 이 방법을 1개월에 걸쳐 매끼 지속하면 하루에 총 240~300㎉가 증가하여 대략 1㎏을 늘릴 수 있다.

식욕 부진을 해결하는 법

이상적인 식사는 하루 세끼를 아침 6시, 점심 12시, 저녁 6시경에 가능하면 규칙적으로 먹는 것이다. 하지만 입맛이 없어서 식사하기가 어렵거나 다른 일정으로 시간을 맞출 수 없는 경우도 있을 것이다. 이럴 때에 대비하여 자신만의 대처 방법을 만들어두는 것이 좋다.

A씨는 아침에는 도저히 밥이 넘어가지 않지만 오전 10시쯤이면 간식은 먹을 수 있다고 한다. 그래서 그는 10시에 먹을 음식을 준비해 둔다. 보통은 콩이 들어간 쌀과자 2조각(약 150 kcal)을 먹는데, 쌀과 콩을 넣어 만든 거라 에너지원과 단백질원이 된다. 여기에 삶은 달걀 한 개를 함께 먹으며, 점심과 저녁에는 채소를 넉넉하게 먹는다.

몸 상태가 좋고 체중에 큰 변화가 없으면 이러한 방식도 문제없다. 건강에 관심이 많고 만년까지 정정했기 때문에 '내가 주치의'라는 자세로 하루 동안 필요한 영양을 섭취했다고 볼 수 있다. 먹고 싶지 않을 때는 억지로 먹지 않아도 된다. 무조건, 반드시, 꼭 먹어야 한다는 생각보다는 유연하고 편한 마음으로 식사에 임하는 것이 좋다.

나만의 '계기 음식'을 알아두라

도저히 식욕이 생기지 않을 때도 있을 것이다. 컨디션이 좋지 않을 때는 단순히 '식욕만' 없는 것인지 아니면 '다른 문제'까지 있는 것인지 검사를 통해 정확한 원인을 파악해야 한다. 힘든 일이 있거나 환경의 변화로 인해 식욕이 없는 것을 시간이 약이라고 스스로 판단하여 의료적인 방법을 고려하지 않는 사람도 있는데 이는 잘못된 방식이다. 이럴 때 식욕을 되살려주는 음식이 있는데, 이를 '계기 음식'이라고 한다. 말 그대로 어떤 계기를 만들어주는 음식이다.

계기 음식은 사람마다 다르다. 그래서 나를 포함한 의료인들은 환자와 대화를 나누면서 그 사람의 '계기 음식'을 찾는다. 아무것도 먹지 못할 때 불현듯 먹고 싶은 음식이 떠오를 수도 있고, 눈으로 보고 냄새를 맡는 순간 갑자기 식욕이 돌아올 수도 있다. 여러분의 '계기 음식'은 무엇인가? 평소에 이를 고민해둘 필요가 있다.

내가 만난 어떤 환자의 계기 음식은 '소라밥'이었다. 여름이면 나도 꼭 먹는 좋아하는 음식이다. 그 환자는 한때 고향 마을 바닷가에서 소라찜 가게를 오랫동안 운영했다고 한다. 하지만 입원 생활이 길어지면서 불안과 외로움으로 식욕을 잃었고, 먹지 못하는 날이 이어졌다. 그런 그에게 소라밥을 내놓자 눈이 반짝였다. 소라는 그가 살던 지역의 특산품이었고, 삶 그 자체였다. 소라밥을 먹고 난 뒤 환자는 식욕이 돌아왔다. 그리고 마침내 본인과 가족이 원하던 퇴원 가능한 체력과 기력을 회복했다.

이처럼 자신의 '계기 음식'이 무엇인지 알아두면 도움이 된다. 계기 음식은 가능하면 가족에게도 일러두는 것이 좋다. 나의 계기 음식은 한 가지가 아니라 여러 가지인데, 그중에서도 제일은 어머니가 지어주셨던 팥밥이다. 붉은색이 돋보이는 팥밥은 어머니가 돌아가신 후 식욕과 기력을 잃은 나에게 다시 일어날 계기가 되어 주었다.

식욕이 떨어지면 단골 식당에 가라

이 방법도 건강하고 잘 먹는 선배에게 들은 팁이다. 식욕이 없었지만 눈앞에 음식이 잇달아 나오는 모습에 나도 모르게 먹어보고 싶다는 생각이 들어 손이 나간 적이 있을 것이다. 게다가 그게 단골집이라면 맛을 알기에 떨어진 식욕이 돌아오기 더더욱 좋다.

분위기가 마음에 드는 레스토랑이어도 좋고, 담백한 맛이 일품인 국숫집이어도 좋다. 이런 단골집을 한두 군데 정도 만들어두면 그곳에 가기만 해도 먹고 싶은 음식을 발견할 수 있으니까 말이다. 분위기도 식욕에 한

못 하는 만큼 내 취향에 맞는 곳을 한두 곳 정도 알아두면 기분 전환 차원에서도 도움이 된다.

식욕이 없는 날엔 백화점 반찬 매장으로 가 평소에는 즐기지 않는 멋스러운 반찬을 조금 산다는 사람도 있다. 꼭 단골집에 가서 음식을 먹는 것이 아니라 이런 식으로 행동이나 일상에 작은 변화를 주는 것도 좋은 방법이다.

식품 포장지 뒷면을 반드시 확인하라

노년기 저영양을 예방하려면 반드시 식사를 보완하는 간식이나 디저트를 먹어야 한다. 그리고 이때는 '정말 맛있는 음식'을 고집해도 된다. 그런데 이때 주의할 것이 있다. 바로 '확인'이다.

여러분은 식품 포장 뒷면에 있는 원재료나 영양 성분 표시를 꼼꼼히 읽는 편인가? 결론부터 말하면, 이러한 표기를 세심하게 살피는 것도 장수하는 식습관 중에 하나다. 간단하게 팥빵 하나를 사더라도 원재료 표시를 확인하는 것이 좋다. 많이 들어간 재료부터 순서대로 표기하는 경우가 많으니 내가 먹는 음식에 어떤 성분과 재료가 많이 들어 있는지 습관적으로 확인하자. 그래야 건강에도 이롭고 맛도 좋은 음식을 경험할 수 있다.

간식은 대개 식사가 충분하지 못할 때 먹는다. 재택 요양을 하는 사람의 영양 상태를 조사했더니 세끼 식사 외에 좋아하는 간식을 먹는 습관이 있는 사람이 식사만 하는 사람보다 영양 상태가 상대적으로 양호하다는 결과도 있다. 물론 모든 간식을 추천하는 것은 아니다. 설탕의 과잉 섭취를 막기 위해 바나나 군고구마, 고구마말랭이, 말린 과일, 견과류, 찐달걀, 어육 함량이 높은 소시지, 치즈, 요구르트, 소포장 시리얼, 그래놀라, 영양 보조 스낵 등을 추천한다. 생과일을 한 입 크기로 잘라 냉동해 두었다가 먹는 방법도 추천한다.

명절이나 기념일이 좋은 이유 중에 하나는 평소에 잘 먹지 않던 음식을 먹을 수 있다는 데 있다. 이때는 준비하는 음식 종류도 다양하지만 가족이 함께 모이는 만큼 기분도 덩달아 좋아진다. 게다가 음식은 만드는 사람에 따라 미묘하게 풍미가 달라서 다른 맛을 즐길 수 있는 기회가 되기도 한다. 참으로 즐거운 교류가 아닐 수 없다. 다만 음식이 눈앞에 보이고 또 입맛이 돈다고 해서 과식이나 폭식을 해서는 안 된다. 평소 생활습관과 식습관에 유의하여 적당히 먹고 가족들과 시간을 보내는 것이 명절이나 기념일을 제대로 보내는 방법이다.

이러한 행사 음식은 식욕이 없을 때도 도움이 된다. 특히 어린 시절에 맛있게 먹은 기억이 있는 음식 앞에서는 자연스럽게 손이 갈 수밖에 없다. 그중 '장어'는 기운을 북돋는 음식인 동시에 풍미가 좋아서 입맛이 없는 사람의 입맛을 자극하는 메뉴다. 먹고 싶어도 먹지 못하는 사람에게는 아무래도 담백한 음식을 권하는 경우가 많은데, 정반대로 장어 같은 보양식이 식욕을 되돌리기도 한다. 실제로 예전에 항암제를 맞던 환자에게 어떤 음식이 가장 먹고 싶냐고 물었더니 '진한 양념이 묻은 닭날개 튀김' 이라고 답했다. 환자에게 꼭 담백한 음식만 제공해야 하는 것은 아니다. 억지로 먹기를 강요하면 식욕이 더 떨어질 수 있으니 먹고 싶거나 원하는 음식을 물어보고 준비해 주는 것도 기력을 회복할 수 있는 좋은 방법이다.

식사 일기를 꾸준히 써라

일주일 전에 언제 어디서 무엇을 먹었는지 기억하는가? 일주일 전이 기억나지 않는다면 3일 전에는? 특별한 메뉴를 경험했거나 오랜만의 모임 등을 갖지 않은 이상 일주일 전이나 3일 전에 먹은 음식을 정확하게 기억하는 사람은 많지 않을 것이다. 하지만 그날그날의 식사를 기록하면 '맛있게 먹은 음식'이나 '먹고 싶은 음식'에 대해 생각하는 계기가 될 수 있다.

음식이 몸을 만든다는 말은 틀림없는 사실로, 자신이 무엇을 먹었는지 되돌아보는 과정은 꽤나 중요하다. 아울러 몸 상태에 대해서도 함께 적어 두면 훨씬 도움이 된다. '오늘은 변비로 식욕이 없었다', '기분도 좋고 식사 시간도 즐거웠다', '오랜만에 아들 내외와 함께 먹은 생선회가 꽤 맛있었다', '피곤해서인지 좀처럼 식욕이 없었다'처럼 내용을 기록해 두면 기억에 의존하지 않아도 매일의 식사 기록을 파악할 수 있다. 그리고 이렇게 계속 기록하다 보면 '속이 울렁거려서 확인해 보니 지난 며칠간 커피를 평소의 두 배씩 마셨다'거나 '피곤해서 돌이켜 보니 이번 주에는 휴간일(간을 쉬게 하는 날)을 갖지 않았다'처럼 원인을 발견하기도 쉽다.

음식과 컨디션의 관계는 본인만이 알 수 있다. 식사 일기를 쓰면 이를 어렵지 않게 파악할 수 있다.

조리 기구는 소형으로 바꿔라

나이가 들면 본인의 주방에 있는 조리 기구를 정기적으로 점검하고 필요할 경우 새로 구입하는 것도 해야 할 일 중에 하나다. 식욕이나 식사량이 감소하는 만큼 맛있는 음식을 먹는 즐거움을 되찾아줄 메뉴가 있으면 좋은데, 이때 어떤 조리 기구를 쓰느냐에 따라 효율과 영양이 달라지기 때문이다.

줄어든 식욕과 식사량을 자극할 수 있는 메뉴로 나는 '스무디'를 추천한다. 조리법과 재료는 72쪽에서 소개했다. 이 스무디를 만들 때 막대형 믹서가 있으면 편리하다. 수프나 돌봄식을 만들 때도 편리해서 고령자가 갖추어야 할 조리 기구의 하나로 추천하고 있다. 일반 믹서보다 막대형으로 된 것이 1일분을 만드는 데는 더 용이하다.

막대형 믹서 외에도 간편하고 맛있는 요리를 만드는 데 도움이 되는 조리 기구가 있다. 감자를 으깰 때 쓰는 매셔, 껍질을 쉽게 벗길 수 있게 해주는 필러, 지름 16~18cm짜리 소형 프라이팬, 적은 양의 밥을 짓기에

 바꿔 말하면, 무거운 것에서 가벼운 것으로, 대형에서 소형으로 바꾸는 것이다. 이 중 소형 압력솥은 조리 시간이 짧은데도 재료 본연의 맛을 유지하면서 속까지 충분히 익혀주는 기능을 가졌다.

고령자의 주방에 가보면 대용량 압력솥이나 무거운 철제 냄비 등이 수납된 상태 그대로 먼지를 뒤집어쓰고 있는 경우가 많다. 이는 위생적으로도 문제지만 영양적으로도 문제다.

나이가 들면서 요리하는 게 부담되거나 꺼려지는 데는 다양한 이유가 있다. 칼이 무거워서일 수도 있고, 냄비가 무거워서일 수도 있으며, 냄비를 올려둔 채 깜빡하는 경우가 많아서일 수도 있고, 그릇이 커서 힘들기 때문일 수도 있다. 자녀를 모두 독립시킨 한 여성은 칼과 냄비를 작고 가벼운 걸로 바꾸고, 조리 기구의 가짓수도 확 줄였다고 한다. 그릇은 자기 식대로 정리하고, 도구들은 손이 쉽게 닿는 곳에 두었다. 큰맘 먹고 교체한 고기능 전자레인지와 IH 레인지를 테이블에 놓고 쓰고, 가스는 거의 사용하지 않는다고 했다. 또 다른 여성은 혼자 살게 되면서 주방 배치를 바꾸고, 대부분의 요리를 앉아서 한다고 했다. 이러한 시도들은 모두 음식을 맛있게 먹으려는 노력이다.

예전에 내가 정기적으로 식사 모임을 갖는 생활 보건실에서 '간단 요리의 날'이라는 주제로 회원들과 간편 조리법을 공유한 적이 있다. 참가자들은 냄비 한 개, 전자레인지, 오븐 토스터 등 간편 조리 기구를 이용해 요리를 만들었고, 완성된 음식은 접시 하나에 담아냈다. 여기에 뒷정리와 설거지까지 참으로 간결했다. 그들에게는 또 한 가지 공통점이 있었는데, 통조림이나 병조림, 레토르트 식품을 다양하게 활용한다는 점이었다. 젊어서부터 집안일에 대한 부담을 줄이기 위해 고민하고 익혀온 '시간 줄이기'와 '적절한 생략'의 결과였다. 기술을 활용하여 요리는 간편하게, 그러면서도 식사량은 충분히 유지하고 있었다.

생활에
리듬을 주는
장수 습관

잘 먹고 건강하게 장수하는 사람들의 생활방식에는 몇 가지 공통점이 있다. 그중 첫 번째는 생활 리듬이 들쭉날쭉하지 않고 거의 규칙적이라는 점이다. 사실 노년에 생활 리듬이 일정하다는 것은 매우 훌륭한 습관이다. 나이가 들면 수면 문제를 겪을 가능성이 높기 때문이다.

날마다 일정 시간을 수면한다는 말은 깨어 있는 시간에 충실하게 활동하고, 심신의 피로가 적절하다는 뜻이다. 새벽에 화장실에 가기 위해 깼다가도 다시 잠들어 평소처럼 일어날 수 있다면 스트레스가 되지 않는다. 하지만 새벽에 깨어 다시 잠들지 못하면 잠이 부족해질 수밖에 없다. 부족한 잠은 결국 낮잠이나 초저녁잠으로 이어지고, 이는 원래 수면 패턴에 영향을 끼칠 수밖에 없다. 나이가 들면 이렇게 되는 사람이 많은데, 그런 점에서 규칙적인 리듬을 유지한다는 것은 대단한 일이다.

한편, 저녁 식사 후 멍하니 텔레비전을 보고 있으면 깜빡 잠이 드는 날이 많아서 잠들지 않으려고 식후 시간을 보내기 위한 취미를 만드는 사람도 있다. 식사와 마찬가지로 생활 리듬을 유지하는 데 자신만의 방법이 필요하다. 하루 생활을 세끼 식사 시간에 맞추어 구성하는 것도 하나의 방법이다. 매일 7시 아침 식사 전에 산책을 마친다거나 낮 12시 점심 식사 시간에 맞추어 집안일이나 취미 활동을 한다거나 오후 6시에 저녁 식사를 할 수 있도록 장을 보고 요리를 하는 것을 목표로 습관을 만들면 된다. 이처럼 식사 시간을 정해두고 이에 맞춰 일과를 구성하면 시간을 효율적으로 쓸 수 있다.

체중 변화에 민감하다

건강하게 장수하는 사람들의 두 번째 공통점은 가정에 체중계, 혈압계, 체온계를 비치해 두고 있다는 점이다. 고혈압이 있어서 주치의가 몇 번이나 가정용 혈압 측정기를 준비해 둘 것을 권해도 듣지 않는 사람이 많다. 하지만 잘 먹고 건강하게 사는 장수자들은 대부분 자신의 '건강 데이터'를 대체로 정확하게 알고 있고, 이를 바탕으로 생활습관을 조절한다. 요새는 스마트폰에 어플만 설치해도 걸음 수나 수면 리듬, 심박수 데이터 등을 확인할 수 있으니 최소한의 방법이라도 실천하기를 권한다.

몸 상태에 변화가 생겼을 때 그 변화의 내용을 정확히 확인하려면 환자가 평소에 자신의 건강 상태를 잘 알고 있어야 한다. 의사나 간호사는 검사 당시의 데이터는 알 수 있지만 평소 상태에 대해서는 환자만큼 알지 못하기 때문이다.

평상시 체온도 사람마다 꽤 차이가 있다. 나이가 들면서 젊었을 때와 달라지기도 한다. 중년 이후에는 적어도 자신의 체중과 혈압, 평상시 체온을 정기적으로 측정하고 기억해 둬야 한다.

영양 불균형의 가장 정확한 지표는 체중 변화다. 체중이 어떻게 변했는지 알고 있으면 몸에 문제가 발생했을 때 좀 더 정확하게 판단할 수 있다. 잘 먹고 건강한 사람들에게 젊은 시절부터 현재까지의 체중 변화를 물어보면 대체로 정확하게 대답한다. 인생의 다양한 변곡점(결혼이나 이직, 이사, 입원 등)에서 몸무게가 달라진 에피소드를 들려주는 사람도 많다. 이는 내가 '영양 현장'을 좀 더 깊이 이해할 수 있는 학습의 기회가 되기도 한다. 체중계, 혈압계, 체온계 이 세 가지를 가능하면 집 안에 갖춰 놓고 자신의 몸에서 일어나는 변화를 꾸준히 점검해 보기 바란다.

치과 치료를 꾸준히 받는다

노년이 되면 치아 관련 질환도 빼놓을 수 없다. 이때는 충치나 치주병과 함께 먹고 삼키는 섭식연하 기능에 대해서도 상담할 수 있는 치과를 찾아 정기적인 진료를 받아야 한다.

부분 틀니를 하고 미각이 떨어져 하소연하는 내게 한 선배가 나를 위로한 적이 있다. 그 선배는 93세임에도 자신의 치아를 모두 유지하고 있었다. 30년이나 젊은 내가 오히려 안타까움과 격려의 대상이 되었다. 선배는 나이에 상응하는 체력과 인지 기능의 저하가 있었기에 생활 보건실에서 실시하는 식사 모임에는 요양보호사에게 거의 안기다시피 해서 왔다. 낯선 환경 탓인지 처음에는 약간 경직돼 보였지만 참여하는 횟수가 늘면서 편안한 표정으로 바뀌었다. 음식을 제공하면 재료나 조리법, 담음새 등에 대해 자신의 감상을 말하고는 했다. 항상 1인분을 남김없이 드시는 모습도 좋았다. 혼자서 젓가락질도 잘하고, 앉아 있는 자세도 안정적이었다. 그날은 마침 내가 그분 옆자리에서 식사를 했는데, 식사가 끝나고 나자 결국 한마디를 하셨다.

"치아를 소중히 하지 않으면 먹지 못하게 돼요. 나는 아주 훌륭한 선생님께 꾸준히 진료를 받고 있답니다."

맞는 말이다. 마지막까지 '먹는 기능'을 유지할 수 있다는 것은 말 그대로 축복이다. 역시 건강한 사람은 말도 잘한다. 나는 '먹는 입' 못지않게 '말하는 입'도 중요하다고 생각한다. 실제로 이와 관련한 글을 쓴 적도 있다. 실제 이 두 기능은 관계가 깊어서 어느 한쪽에 문제가 생기면 연쇄적으로 다른 한쪽도 기능이 약해지는 사례가 적지 않다.

나는 이 사실을 병원 치료를 받는 환자들을 통해서 배웠다. 말을 잘하는 사람은 먹기도 잘하고 퇴원도 빨리 한다. 반면에 말을 잘하지 못하고 제대로 먹지 못하는 사람은 퇴원하기까지 더 많은 시간이 걸린다. 지역 활동을 시작하면서 지역에 거주하는 어르신들을 만나는 경우가 많은데 역시 마찬가지였다.

말을 잘하고 잘 먹는 사람은 건강하다. 건강하고 잘 먹는 사람은 말하기를 좋아한다. 당연하게 들릴지 모르지만 노년기에는 이 당연함이 제대로 작동하지 않을 때가 많다. 의식적으로 말하는 상황을 만들지 않으면 말할 기회는 더 줄어든다. 가능한 한 사람들과 관계를 맺고, 이야기를 나눌 기회를 만들도록 하자.

약사, 영양관리사와 관계가 좋다

나이가 들면 병원에 가는 횟수가 많아진다. 약국에 가는 날도 그만큼 증가한다. 대부분 병원 근처이긴 하지만 그래도 마음에 드는 약국이나 약사가 있을 것이다. 자주 가는 약국이나 약사와 이왕이면 좋은 관계를 만들어두는 것이 건강한 노년을 위한 또 하나의 방법이다. 개인적으로 친분을 유지하는 정도는 아니어도 정기적으로 방문하다 보면 자연스럽게 약사가 내 건강 상태를 기억하거나 복용 중인 약을 기억해 줄 가능성이 높기 때문이다.

나도 지역에서 활용되는 전문가 중 한 사람이다. 여러 번 얼굴을 마주하고 음식이나 생활에 관해 상담하다 보니 자연스럽게 그분들을 기억하게 되었다. 더하여, 누군가에게 도움을 줄 수 있다는 사실이 기쁘다. 오랫동안 보지 못하면 걱정이 되기도 한다.

'자립'이라는 말이 있다. 나는 이 말을 '누구에게도 의존하지 않고 혼자 살아간다'는 뜻이 아니라 '다양한 기댈 곳을 마련해 두고 균형 있게 이용하면서 나다운 삶을 이어가는 것'이라고 생각한다. 사람은 누구나 늙고, 늙음과 함께 체력과 신체 기능이 쇠퇴한다. 이를 자연스럽게 받아들이고 할 수 있는 일을 즐기면서 살아가는 모습을 인생의 후배들에게 보여주는 것도 인생 선배가 해야 할 역할이라고 생각한다. 의료나 돌봄 분야에서 일하는 사람 중에는 나와 같은 생각을 하는 사람이 적지 않을 것이다. 우리는 누군가에게 도움이 되고, 또 누군가가 의지해올 때 의미가 있는 사람들이기 때문이다.

고령 사회가 되면서 삶의 과정에서 큰 질환을 겪거나 본의 아니게 장애를 만나 함께 살아가는 사람이 많아졌다. '기댈 곳이 많고, 이를 잘 활용하는 것이야말로 자립'이라는 점을 이해하는 사람이 더 많아졌으면 하는 바람이다.

인생의 마지막을 그려본다

고령 사회가 되면서 병원은 기본적으로 '치료와 기능을 회복하는 장소'라는 본래의 역할에 전념하게 되었다. 그런 만큼 병원을 인생의 마지막 거처로 여기는 사람이 많다. 물론 지역 사회의 의료 및 돌봄 자원을 이용하면서 익숙한 '생활 공간(시설 포함)'에서 인생의 마지막을 맞이하는 사람도 있다. 하지만 사후 장례 절차 등을 진행하기가 용이하다는 점에서 병원이 여러모로 편리한 것은 부정할 수 없다.

그렇다면 인생의 마지막은 거처는 어디가 되면 좋을까? 자택? 아니면 시설? 자신이 어떤 서비스를 원하는지 인생의 마지막 단계를 생각하기에는 아직 이르다고 생각하는 사람도 많을 것이다. 하지만 내 생각은 다르다. 이런 생각이 들 때부터 지역 사회의 자원을 확인하고, 본인의 바람을 가까운 사람들에게 명확하게 전달해 두는 것이 좋다고 본다. 잘 산 만큼 잘 가는 것도 중요하기 때문이다.

내 주위에는 집에서 마지막을 맞이하고 싶다고 말하는 사람이 훨씬 많다. 말을 안 해서 그렇지 대부분 자신이 살아온 공간이 훨씬 편할 것이다. 그러나 이 바람이 실현되려면 주치의가 방문 진료를 해주는지, 재택 요양에 필요한 돌봄 서비스는 충분한지 등 현실적인 판단과 준비가 필요하다. 그 외에도 병원에서 위루관이나 비위관을 통한 영양 공급을 권유한 경우에는 어떻게 해야 할지, 식사를 하지 못하는 상황이라면 어떻게 해야 할지 등 준비해야 할 문제가 적지 않다. 현실적으로 병원에서 마지막을 맞이하는 사람이 많을 수밖에 없는 이유다. 그렇다고 해도 예상 범위 내에서 계획하고, 가까운 사람에게 이 사실을 미리 일러두어야 자신이 원하는 마지막을 주위에서 받아들여 줄 수 있다. 위급한 상황이 발생했을 시 본인이 직접 의사 표시를 할 수 있다고 장담할 수도 없고, 시간이 지나면서 생각이 바뀔 수도 있기 때문이다. 미리 가까운 사람에게 삶과 죽음에 대한 가치관을 평소에 자연스럽게 전해두면 대신 판단해야 하는 사람의 고민과 혼란을 최소화할 수 있다.

이런 말을 하는 이유는 이미 고인이 된 선배들이 자신보다 가족과 주변을 더 걱정하고 배려하는 모습을 많이 보아왔기 때문이다. 사랑하는 사람에게도, 그리고 본인에게도 편안한 마지막이 되길 바라는 마음이었을 것이다.

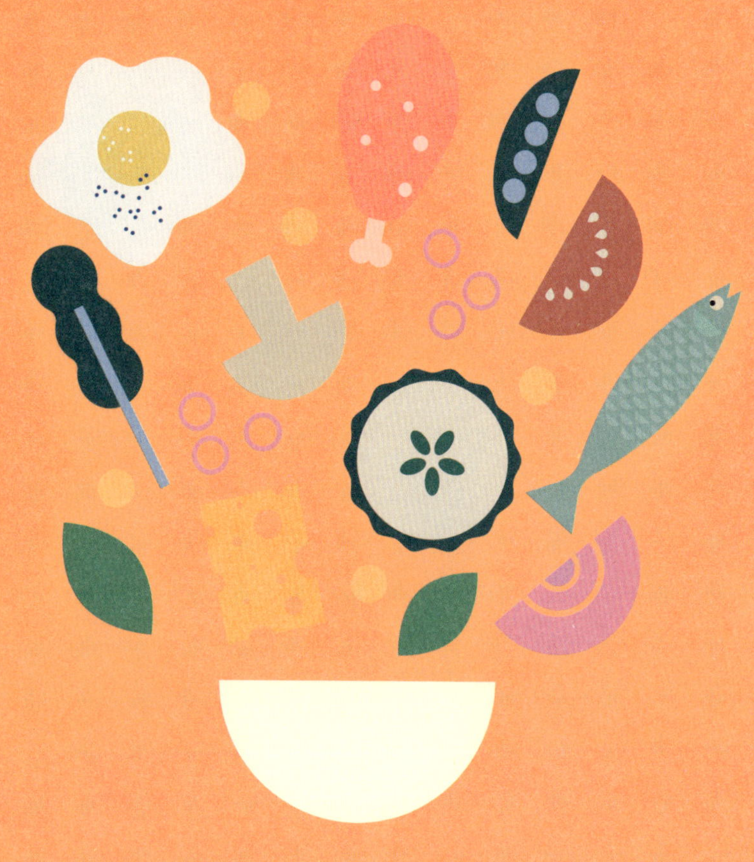

5장

병에 걸렸을 때의 식사법

갑작스런 먹는 위기에 대비하는 법

나이가 들면 젊거나 건강할 때는 생각지도 못했던 '먹지 못하는' 문제가 어떤 질환이나 치료 과정에서 발생할 수 있다. 이 장에서 다루는 '먹지 못하는' 상태는 감기처럼 며칠 내에 낫는 질환이 아닌 지병이 악화했거나 더 중대한 질환으로 발전해 먹지 못하게 되는 경우를 말한다. 갑자기 체중이 줄거나 자리에서 일어나지 못하면서 음식을 먹지 못하게 되는 사람이 적지 않다. 이런 상황에 대비하여 미리 지식을 갖추고 있어야 한다.

몸에 심각한 질환이 생겼다는 말에 대부분의 사람들을 충격을 받는다. 부정도 해보고 분노도 해보지만 결국엔 상황을 받아들이고 치료를 시작한다. 그런데 치료나 수술에 대한 계획을 세우는 과정에서 사람들이 간과하는 것이 있다. 바로 '영양'이다. 심지어 의료인 중에도 치료에 먼저 집중하자고 하면서 '식사'나 '영양'은 뒷전으로 미루는 사람도 있다. 하지만 아픈 사람에게 영양은 절대적인 문제로, 치료 효과가 충분히 발휘되기 위해서는 식사가 매우 중요하다. 식사 또한 치료의 일부이기 때문이다.

치료 과정에서 장기간 금식이나 수액으로 전환되는 경우도 많다. 수액을 맞고 있으니 괜찮다고 생각할 수 있는데, 수액은 체력을 회복하는 마법의 물이 아니다. 수액의 주된 목적은 탈수 예방이다. 회복을 위해서는 환자 개인에게 필요한 충분한 영양이 투여되어야 한다. 이로 인해 에너지나 영양이 결핍되면 근육이나 근력이 감소하는 '의원성 근감소증'이나 '의원성 저영양' 상태에 빠질 수 있다. 인지 기능이 떨어지거나 입을 통해 먹지 못하게 되는 경우도 있으므로 영양 문제를 절대 간과해서는 안 된다. 그래서 이에 대한 문제 인식이 있는 의료 기관에서는 이런 상황을 예방하기 위해 영양관리실과 연계하여 근육 재활이나 연하 훈련 등을 진행하기도 한다.

연하 훈련이란 말 그대로 먹는 기능을 유지 및 개선하는 훈련이다. 섭식과 연하는 건강한 사람에게는 몇 초 안에 이루어지는 무의식적인 행위이지만 노화나 근감소증, 뇌졸중 후유증, 입원 중 금식 등으로 섭식 및 연하 과정에 문제가 있는 사람에게는 꽤 어려운 문제이기 때문이다. 이물질이 기도로 들어가려고 할 때 사레가 들리는 것은 일반적인 반사 작용이다. 하지만 고령자의 경우 이 반사 기능이 저하되어 기침 반사 없이 기도로 잘못 들어가는 일이 종종 발생한다. 음식은 조심해서 먹으면 된다. 하지만 침은 잠자는 동안에도 삼키기 때문에 잘못 흡인되는 오연은 막을 수 없다. 훈련이 필요한 것도 이 때문이며, 이러한 사실을 알고 있으면 의료인에게 좀 더 자세하게 질문하고 요청할 수 있다.

반복하건대, 젊거나 건강한 사람에게는 큰 문제가 되지 않지만 고령자는 식욕이 부진하거나 먹지 못하는 기간이 길어지면 급속히 쇠약해질 수 있다. 짧은 입원 기간만으로도 식욕이 떨어지고 먹는 기능이 쇠퇴하여 퇴원할 때까지도 힘이 들거나 끝내 회복하지 못하는 사람도 종종 있다. '입으로 먹지 못하는 사람'으로 판단되어 경관 영양(코에 튜브를 삽입하거나 위나 장에 직접 삽입하여 영양을 투입하는 것)을 제안받기도 한다. 먹는 기능을 자세히 확인하지도 않고 '1인 노인 가구는 가정 내 돌봄 기능이 떨어진다'는 이유로 위루관을 삽입하고 퇴원시키는, 환자의 먹는 기쁨을 무시하는 경우도 본 적이 있다. 그중에서도 가장 안타까운 것은 먹기를 포기하고 결국 세상을 떠나는 경우다. 한 가지 확실한 것은, 환자와 가족에게 지식이 있으면 '먹는 기능'을 지킬 수 있다는 것이다. 위루관 등 경관 영양에 대해서는 뒤에서 좀 더 자세히 설명하겠다.

일단 먹는 기능의 회복을 목표로 하는 것이 가장 효과적이라는 것을 기억해 두라. 그리고 의사에 처방에 의문이 있을 때는 반드시 질문하고 확인해야 한다.

입으로 먹는 것이 중요하다

질병을 치료할 때 '영양'이 중요하다는 사실은 이미 여러 번 강조했다. 한 번 더 강조하면, 치료 효과를 높이고 치료에 따른 손상(침습)에서 빠르게 회복하려면 영양 상태를 유지하고 개선해야 한다. 특히 고령자가 질병에 걸리기 이전의 생활로 돌아가기 위해서는 치료 과정에서 근감소증이나 저영양 상태가 발생하지 않도록 철저한 영양 관리가 이루어져야 한다. 이를 위해서는 '입을 통해 영양을 섭취'하는 것이 중요하다. 나는 이 사실을 입원 중인 환자에게 끊임없이 강조하고, 가족에게도 똑같이 전한다. 입을 통해 영양을 섭취한다는 것은 치료에 임하는 환자의 마음가짐을 나타낼 뿐만 아니라 치유를 전제로 한 중요한 행위이기 때문이다. 건강할 때와 같은 음식을 조금이라도 먹을 수 있으면 그렇지 않은 사람에 비해 퇴원해서 일상으로 돌아가는 데 훨씬 유리하다.

바싹 익힌 달걀프라이를 먹고 '치료를 마치고 집에 돌아가겠다'는 마음을 되찾은 환자가 기억난다. 한창 일할 나이였던 그는 가업에 열정을 쏟던 중 치료가 어려운 암이 발견되면서 큰 충격을 받았다. 충격과 함께 식욕을 잃었다. 하지만 치료를 앞두고 영양 섭취가 절실했고, 나는 병실로 찾아가 환자와 이야기를 나누었다. 음식에 관한 추억을 나누던 중 환자가 그리운 표정으로 말했다.

"아침마다 아내가 부쳐준 가장자리가 바삭바삭한 달걀프라이를 딸들과 함께 먹던 기억이 나네요."

나는 다음 식사 때 가장자리를 바싹 익힌 달걀프라이를 제공했다. 병원 주방에서는 보통 스팀으로 달걀프라이를 만드는데, 이 방법으로는 가장자리가 바싹한 프라이는 힘들 것 같아 프라이팬에 기름을 두르고 직접 부쳤다. 달걀 요리를 좋아한다는 사실을 알고 이후에도 케첩을 뿌린 오므라이스를 제공하곤 했다. 환자는 먹는 즐거움을 회복하면서 다시 집으로 돌아가는 모습을 떠올렸고, 식욕도 점차 돌아왔다. 식탁에 둘러앉아 딸들과 밥을 먹고 싶다는 마음이 환자에게 힘이 된 것이다.

먹지 못하는 상황이 길어지면 안 된다

위와 같은 개별적인 대응은 다소 예외적인 상황이다. 내 경험상 급성 질환자 중 '먹는' 문제와 관련하여 집중적인 관리가 필요한 상황은 일반적으로 2~3% 정도다. 즉 입원 기간 내내 먹지 못하는 사람은 많지 않다는 애기다. 하지만 이들도 적절한 관리를 통해 고통스러운 상황에서 벗어날 수 있게 해줘야 한다. 일시적으로라도 개별 대응을 통해 '먹지 못하는' 상황이 길어지게 만들지 않는 것이 중요하다.

특정 환자에게만 개별적인 대응을 하면 다른 입원 환자들이 불평할 것이라 생각할 수 있다. 하지만 대부분의 환자는 잘 먹지 못하는 고통을 알고 있다. 다음은 내 차례일지 모른다는 생각에 불안하기도 할 것이다. 그래서 개별 대응에 대해 주위 환자들도 대체로 감사하다는 반응을 보인다. 집중 관리가 필요한 시점은 사람마다 다른데, 상태에 따라 개별 대응이 환자의 마지막 식사가 되는 경우도 종종 있다.

음식을 먹을 수 없을 때는 주치의나 간호사 등 말하기 쉬운 사람에게 꼭 전하라. 어느 병원이든 환자나 가족의 요구가 있으면 긍정적으로 대응한다. 그것이 의료인의 자세다.

자기 뜻대로 먹지 못할 때 사람은 불안해진다. 사람은 먹어야 산다는 사실을 알기 때문에 먹지 못하는 상황이 지속되면 목숨을 유지할 수 없을지도 모른다는 두려움에 휩싸이는 것이다. 설령 진짜로 먹지 못하는 상황이더라도 먹지 못하는 사람으로 취급당하면 더 절망할 수 있다. 반대로 조금이라도 먹을 수 있으면 내일은 좀 더 먹을 수 있다는 기대감이 생기면서 삶에 대한 희망도 커진다. 먹고 싶다는 생각이 미래에 대한 긍정으로 이어진다는 사실을 유념하라.

외부 음식을 환자에게 건넬 때는 주의하라

치료나 위생상의 문제로 병원에서는 원칙적으로 가능하면 외부 음식을 자제해야 한다. 내가 병원 영양치료실에서 근무할 때 가장 우려했던 부분 역시 식중독이었다. 가족들이 환자를 위해 가지고 온 외부 음식을 먹고 식중독을 비롯한 이상 증세를 일으키면 어쩌나 하는 불안 때문이었다. 같은 병실에 있는 환자들과 나눠 먹고 일이 생기기라도 하면 더 큰일이었다. 그래서 외부 음식 없이도 병원식으로 만족할 수 있도록 제철 음식이나 추억의 음식, 출하 기간이 짧은 과일 등을 제공했고 가끔은 생일상도 마련했다. 병원식도 치료의 일부로, 특히 음식은 약이나 치료와 달리 연출이 가능한 영역이다. 환자가 남김없이 다 먹을 수 있도록, 그리고 입원 생활이 사회생활 단절로 이어지지 않도록 노력을 기울였다.

입원 중인 가족이나 지인을 위해 영양가 높은 음식이나 고급 제과류, 집에서 만든 요리를 먹이고 싶은 마음은 이해한다. 나도 설 명절 중 할머니가 입원하셨을 때 병원에서는 제공되지 않는 음식을 만들어 가져다 드린 적이 있다. 대동맥박리로 입원한 할머니는 일시 귀가를 앞둔 하루 전날 병원에서 돌아가셨다. 돌아가시기 전 할머니가 침대에 앉아 집 쪽을 향해 두 손을 모으고 있었다는 이야기를 간호사에게 전해 들었다. 좋아하던 음식을 마지막까지 먹을 수 있었다는 감사의 마음도 있었을 것이다.

이따금 입원 생활을 격려하는 마음으로 환자를 미소 짓게 하는 외부 음식을 건네는 일은 나쁘지 않다고 생각한다. 다만 치료에 영향을 주는 음식은 아닌지 확인하고, 위생 관리에 철저히 신경 써야 한다. 그리고 같은 방 환자에게 권하는 행동은 삼가도록 하자.

식생활 때문에 병에 걸렸다고 생각하지 마라

병에 걸린 것을 지금까지의 식생활이 원인이라 단정하고 후회하는 사람이 적지 않다. 후회로 침울해져 먹지 못하는 사람도 있고, 조금이라도 빨리 낫고 싶다는 마음에 초조해하며 조바심을 내는 사람도 있다. 인터넷 검색 등을 통해 건강에 좋은 음식과 나쁜 음식을 조사하여 특정 음식을 지나치게 먹는 사람도 있다. 그럴 수밖에 없는 심정은 이해한다. 하지만 이런 노력이 기대하는 결과로 이어지는 경우는 많지 않다.

병에 걸렸다고 해서 갑자기 특별한 식생활을 할 필요는 없다. 평소처럼 일반적인 세끼 식사를 규칙적으로 하는 편이 회복에 더 도움이 된다. 위암을 진단받고 현미식으로 바꾸거나 유방암을 판정받고 유제품을 끊는 사람들을 종종 본다. 하지만 이런 식으로 하다가는 치료를 시작하기도 전에 영양이 불균형한 상태가 될 수 있다. 많은 질병이 생활습관과 관련 있는 것은 사실이지만 식습관만이 원인인 경우는 그렇게 많지 않다. 그리고 후회로 괴로워할 때는 이미 혼자서 원인을 찾고 대처할 수 있는 시기가 지난 경우가 대부분이다.

예방은 병에 걸리기 전에 하는 것이고, 일단 병에 걸리면 치료가 우선이다. 치료가 끝난 뒤에 재발 방지나 중증화 예방을 위해 짐작 가는 원인을 살피고 식습관을 개선하는 것은 바람직하지만 그렇다고 극단적일 필요는 없다. 병을 계기로 식습관을 개선하고 재발 방지를 위한 노력을 하여 과거보다 건강해지는 사람도 분명 있다. '건강할 때는 몰랐던 사실을 병에 걸리고 나서야 깨달았다', '삼시 세끼의 중요성을 느꼈다', '작은 운동이라도 하고 말고는 차이가 크다' 등 힘든 경험을 통해 깨달은 사람들의 말에는 무게가 있다. 이렇게 깨달은 점은 치료가 끝난 뒤 생활에 반영하면 된다. 이를 목표로 우선은 치료에 집중하자.

병으로 인해 생긴 식사 고민 해결하기

한 개의 지병을 가지고 있는 사람은 주치의에게 식사에 관한 주의 사항을 확인하고 그것을 지키면 된다. 어떤 계기로 식욕이 심각하게 저하됐거나 체중이 감소했다면 90쪽에서 설명한 대로 식생활을 점검해보라. 점검을 통해 식욕 저하와 지병의 악화가 동시에 보인다면 의사에게 진료를 받도록 해야 한다.

두 개의 지병을 가지고 있는 사람은 각각의 질환에서 권장하는 일반적인 영양 지도를 따르기보다는 종합적인 판단을 통해 나온 식단을 실행하는 것이 좋다. 각각의 주치의가 제안하는 식사나 활동을 따르다 보면 결과적으로 이러지도 저러지도 못하는 상황에 빠질 수 있기 때문이다. 성실히 지시를 따르려는 사람일수록 충분히 먹지 못해서 저영양이나 노쇠의 위험에 빠질 수 있다. 덧붙이자면, 의사나 병원에서 진행하는 영양 지도의 대부분은 전공 분야나 정해진 영양 지도를 넘어서는 사항에 대해서는 상담이 쉽지 않다. 그리고 전공에 상관없이 젊은 사람과 고령자의 영양 대사에 어떤 차이가 있는지 이해하고 있는 의사도 많지 않다. 따라서 식사나 영양에 대한 궁금증이나 불안 해소를 위해서는 영양관리사와 상담하는 것이 낫다. 영양 지도를 통해 식사 제한이나 지시를 받은 뒤에는 '지금의 나에게 여전히 유효한가?'를 정기적으로 의사와 상담하면서 검증할 필요가 있다.

오늘날의 고령자 영양 지도는 식사 제한보다 식사 치료에 중점을 두고 있다. 근감소증 예방을 위해서는 필요한 영양을 섭취하는 것이 중요하고, 식사 제한이 영양 지도는 아니라는 것이 최근의 경향이다. 개개인의 건강 상태를 파악하고, 필요한 에너지와 단백질을 우선하여 확보하는 데 중점을 두는 것이 중요하다는 것을 유념하라.

여러 가지 약을 복용하고 있다면

혹시 지금 복용하고 있는 약이 있는가? 그리고 그 약이 어떤 약인지 정확하게 알고 있는가? 환자와 가족은 영양뿐만 아니라 약물에 관해서도 알고 있어야 한다. 노년기에는 약을 복용하는 경우가 많아 약물 부작용으로 식욕이나 식사량에 문제가 생기는 일이 많기 때문이다.

기본적으로 주치의가 치료를 위해 처방한 약은 지시대로 복용해야 한다. 약을 먹고 컨디션이나 식사에 이상이 느껴질 때는 주치의를 찾거나 약사와 상담하여 개선해야 한다. 드물긴 하지만 여러 주치의를 통해 유사한 작용을 하는 약을 중복 처방 받거나 본의 아니게 상충 효과가 있는 약을 처방받는 경우도 있다. 이때 환자가 정보를 정확하게 제공하지 않으면 무슨 일이 생길지 알 수 없다. 어떤 약을 복용하고 있는지 주치의가 일일이 알기 어렵기 때문이다. 이럴 때 동일한 약국을 이용하면 약사가 사실을 먼저 인지하고 알려줄 수도 있다.

일본노년의학회의 자료에 따르면, 복용하는 약의 종류가 6가지 이상이면 부작용이 나타날 확률이 높아진다고 한다. 도쿄대학의학부 부속병원 노인병과의 연구 결과도 약이 5~6종류 이상이면 낙상 발생 확률이 현저히 증가한다고 한다.

약물에 따른 피해를 예방하려면 되도록 한 명의 주치의에게 약을 처방받고, 동일한 약국을 이용할 것을 권한다. 또 약의 종류가 5가지를 초과하면 조정할 수 있는지 주치의와 상담하도록 한다.

곤란한 상황 빨리 알려야 회복도 빨라

먹지 못하는 고민은 대부분 암을 치료하는 상황에서 생긴다. 영양관리사로서 내 전문 분야 중 하나가 '암 영양'인데, 암으로 입원하여 치료받는 환자의 식단을 오랫동안 관리해 오면서 실로 다양한 식사 문제를 경험하고 대처법을 마련하는 데 힘써왔다.

암은 이제 누구나 걸릴 수 있는 병이 되어 버렸다. 그리고 암 투병 과정에서 생기는 먹지 못하는 고민은 대부분 다른 질병을 치료하는 과정에서도 발생한다. 따라서 그 고민이 무엇인지 알고 있으면 병을 이겨내는 데 조금이나마 도움이 될 것이다. 환자 자신은 물론이고 가족이나 가까운 사람들을 위해서도 알아두면 도움이 된다.

암 환자를 대상으로 식사 고민을 조사한 적이 있다. 가장 많았던 고민이 '식욕 부진'이었다. 그 뒤를 미각 변화, 변비, 부족한 식사량, 설사, 구내염, 복부 팽만감, 후각 변화 등이 따랐다. 모든 고민이 식사량 부족과 관련 있었고, 영양 상태와 직결되는 심각한 문제였다. 그중에는 미각과 후각이 변해서 음식을 만들 수 없다고 호소하는 환자도 많았다.

입원 중에는 음식을 만들 필요가 없다. 하지만 집에서 화학 치료 등을 받는 경우에는 병과 함께 살아야 하는 만큼 음식을 만들 수 없다는 것이 꽤 큰 문제가 될 수 있다. 환자 본인의 식사는 물론 자녀나 가족의 식사 준비도 하지 못하는 안타까운 상황이 생길 수도 있다.

언젠가 환자들에게 병원식에 대해 바라는 사항이 있는지 조사한 적이 있다. 그때 이런 답변들이 돌아왔다. 여기서는 앞선 조사 결과와 중복되지 않는 몇 가지 답변을 소개한다.

'음식 이야기는 하고 싶지 않다', '병원식이 지겹다', '담백한 음식밖에 먹지 못한다', '양념이 쎈 음식을 먹고 싶다', '입이 바짝바짝 말라서 음식을 먹을 수가 없다', '구역질이 나서 먹지 못한다', '어떤 음식을 먹어도 모래를 씹는 것 같다', '음식이 자꾸 새어 나온다(수술로 생긴 입천장의 구멍에서 비강으로 음식물이 샌다)', '먹고 싶은 음식이 없다', '오랫동안 서 있기가 힘들다', '시간 내에 다 먹지 못한다'. 실로 다양한 고민이 있다는 것을 알 수 있다.

'○○ 때문에 먹을 수 없지만 그래도 먹고 싶다'고 호소하는 환자에게는 먹지 못하는 원인을 해결해 주거나 대처 방법을 찾아서 먹을 수 있도록 도와야 한다. '먹고 싶지만 무슨 이유에서인지 먹지 못하겠다'고 말하는 환자에게는 먹으려는 의지에 공감하며 상담을 통해 해결 방법을 찾아 줘야 한다. 예를 들면 환자의 섭식 기능에 맞도록 음식의 형태를 조절하거나 항암제 치료가 식욕에 영향을 주는 시간대를 확인하는 등 의료적인 관점에서 원인을 찾고 해결 방안을 제시하는 것이다.

음식 형태를 조정한다는 말은 섭식 연하장애가 진행되었거나 소화기를 수술하여 일반적인 식사가 불가능하거나 소화 부담이 클 때 일시적으로 음식의 크기나 부드러운 정도를 조절하여 먹기 쉽고 소화 흡수가 잘되도록 만든다는 뜻이다.

그러나 대부분의 환자는 고민이 있어도 누군가에게 상담한다는 생각을 하지 못한다. 평소 식사 문제에 대해 상담하는 습관이 없었던 이유도 있을 것이다. 누구에게 상담하면 되는지 모르는 사람도 많다. 그래서 나는 환자가 남긴 음식을 관찰하여 직접 병동에 가서 환자의 고민을 듣는 시간을 많이 가졌다. 간호사의 협력 아래 환자가 식사하는 모습이나 음식에 관해 나눈 이야기 등을 전해 듣기도 했다. 당시 의사는 치료에는 열심이었지만 식사나 영양에 관심을 두는 경우는 많지 않았다.

저영양은 치료 속도를 늦추고 병의 예후를 나쁘게 한다. 평상시도 그렇지만 특히 병에 걸렸을 때 제대로 먹지 못하는 문제는 심각하다. 먹지 못하는 상황을 비상사태로 인식하고, 문제 해결을 위해 도와주는 사람이 나타날 때까지 '곤란한 상황'을 계속 알려야 한다. 상담이 빠를수록 회복도 빠르다는 사실을 꼭 기억하자.

식욕이 없을 때의 대처법

여기서는 내가 병원에서 영양 지도를 하면서 경험한 영양에 관한 문제를 몇 가지 소개하고자 한다. '암 영양'을 전문으로 하면서 환자들에게 배운 점이 적지 않은데, 암뿐만 아니라 다른 질환에도 활용할 수 있는 정보가 많으니 꼭 참고하기 바란다.

암을 진단받고 나면 영양 상태에 영향을 끼치는 식욕 부진이 언제든 시작될 수 있다. 이 점을 먼저 기억해야 한다. 암 환자는 대부분 영양 부족 상태다. 보고에 따르면 식욕 부진이 있는 환자보다 식욕 부진이 없는 환자의 생존 기간이 1.3배 더 길다고 한다. 그런 만큼 식욕 부진에 따른 음식에 대한 관심 저하와 식사량 감소는 위험한 신호라는 걸 인식하고 적극적으로 대응해야 한다.

식욕 부진은 대부분 치료 부작용으로 인해 먹고 싶은 생각이 들지 않아서 생긴다. 부작용 중에는 복부 팽만감이 많고, 이것이 결과적으로 충분하게 먹지 못하는 문제로 이어진다. 소화 기관을 수술하고 난 뒤에는 울렁거림이나 구토, 복부 팽만감, 설사, 변비가 나타날 수 있다. 이렇게 되면 음식을 먹는 일이 무서워지고, 먹고 싶어도 먹지 못하는 상황에 이를 수 있다. 화학 치료의 부작용으로 맛을 느끼지 못하거나 예상했던 맛과 다르거나 불편해서 먹지 못하는 사람도 많다.

방사선 치료의 부작용도 빼놓을 수 없다. 두경부, 식도암 환자의 경우 방사선을 쬔 부위의 점막이 손상되면서 침 분비량 감소, 미각의 민감도 저하, 점막염 등이 생겨 음식을 먹기가 힘들다. 복부 방사선 치료로 장내 환경이 악화되면서 설사가 생기고 식욕이 떨어진다.

이 밖에 치료에 따른 정신적·신체적 충격으로 식욕은 있지만 무엇을 먹어야 할지 생각나지 않는 등 다양한 이유로 먹기를 포기하게 된다.

맛을 느끼기 쉬운 신맛을 활용하라

식욕이 없으면 시원한 소면이나 차가운 토마토, 냉두부, 아이스크림처럼 간단하게 먹거나 대충 먹게 된다. 하루나 이틀 정도는 이렇게 먹어도 큰 문제가 없다. 하지만 치료나 요양이 3일 이상 지속될 때는 '에너지원(주식), 단백질원(주요리), 채소(반찬)'를 고루 갖춘 식사를 하는 것은 물론

이고 과일과 유제품까지 먹는 것이 바람직하다.

방법은 간단하다. 환자가 선호하는 맛(단맛, 신맛, 짠맛, 쓴맛, 감칠맛, 매운맛, 떫은맛, 그리고 향)으로 시작하면 된다. 이 중 신맛은 다른 맛에 비해 느끼기 쉽다는 장점이 있다. 초무침이나 초밥도 괜찮고, 감자샐러드에 케첩과 마요네즈를 살짝 뿌려 먹어도 괜찮다.

그릇에 조금 적게 담거나 가짓수를 줄이는 것도 식욕에 도움이 된다. 음식을 본 순간 너무 양이 많다는 생각이 들면 부담스럽기 때문이다. 작은 접시에 요리를 담고 옆에 장식을 하여 시각을 자극하는 방법도 있다. 붉은색 식재료를 함께 놓으면 보기에도 좋고 식욕도 상승한다. 붉은 피망이나 당근, 방울토마토가 제격이다. 이렇게 감각을 자극하여 먹을 수 있는 환경을 조성하는 것은 중요하다. 음식의 온도, 빛깔, 조리하는 소리, 먹는 소리로도 식욕을 자극할 수 있으니 다양한 방법을 시도해 보라.

입안이 건조하고 침 분비가 원활하지 않을 때는 국을 곁들인다. 국물을 넉넉하게 잡은 카레도 좋고, 육수를 충분히 잡은 달걀덮밥도 좋다. 다만, 암으로 위를 절제한 사람은 국물이 많으면 배가 쉽게 부르므로 식사 시 우유나 물, 차 등과 함께 먹지 않도록 주의한다. 그 외에 그라탱이나 수프처럼 삼키기 쉬운 크림 형태로 만들어 먹는 것도 방법이다.

식사 외 시간에 먹을 수 있는 음식을 준비해 놓는 것도 중요하다. 한 입 크기의 롤 샌드위치나 채소(토마토, 오이, 파프리카), 삶은 채소(옥수수, 우엉, 당근)로 만든 피클을 추천한다. 조금씩 먹다 보면 식욕이 되살아날 것이다.

식욕이 없던 환자가 갑자기 꼭 먹고 싶다며 음식을 요구하는 일은 생각보다 흔하다. 이럴 때는 가능하면 환자의 요구를 들어주는 것이 좋다. 곁에서 돌보는 사람도 환자가 맛있게 먹는 모습을 보면 고생스러웠던 마음이 기쁨으로 변할 것이다.

중요한 건, 환자가 원하는 음식은 가능한 빨리 제공되어야 한다는 것이다. 암 환자의 병세는 아침저녁으로 달라져서 오전에 먹고 싶었던 음식도 저녁이 되면 먹고 싶지 않을 수 있기 때문이다. 먹으면 바로 기운이 솟을 것 같은 장어, 텔레비전에 나온 국수, 아이가 좋아하는 과자 등 먹고 싶은 음식이 생각나면 다른 음식에 대한 식욕으로도 이어질 수 있다.

한편 가정에서 고령자를 돌볼 때 다른 가족과 식사 시간이나 메뉴를 달리하는 경우가 많은데, 거의 먹지 못하더라도 이따금 가족과 함께 식사 준비를 하고 밥을 먹고 차를 마시는 시간을 갖도록 하자. 주방에서 나는 도마 소리를 듣고, 음식이 익는 냄새를 맡고, 식재료를 눈으로 보면 식욕이 생기기도 하니까 말이다.

병원에서 근무할 때 먹는 기능이 떨어진 한 고령의 환자에게 주식으로 죽을 제공한 적이 있다. 부드러운 음식이 적합할 거라 판단했기 때문이다. 하지만 환자는 계속해서 식사를 거부했다. 때마침 입춘이었고, 그날은 죽 대신 김초밥을 제공했다. 그날 그 환자는 병실의 다른 환자들과 똑같은 음식을 먹으며 오랜만에 웃었다.

미각 변화에 어떻게 대응할까?

미각이 떨어지거나 느끼지 못하는 미각 장애가 있으면 식사 준비가 매우 어려워진다. 미각 장애가 생기면 먹는 즐거움이 공포로 변하고, 불안과 초조가 심해지므로 대응책을 알아두고 대처할 필요가 있다.

미각 장애에는 미각 저하(맛을 잘 느끼지 못함), 미각 소실(미각을 상실함), 해리성 미각 장애(단맛 등 특정한 맛을 인식하지 못함), 미각 과민(맛을 강하게 느낌) 등이 있다. 이 중 특히 환자 수가 많고 복잡한 것은 미각 저하와 미각 착오다.

미각 착오는 음식의 본래 맛과 다르게 느끼는 장애로 이미증(간장에서 쓴맛이 나는 등 다른 맛이 나는 증상), 악미증(무엇을 먹어도 불쾌한 맛이 나는 증상), 자발성 이상 미각(입안에 아무것도 없는데 쓴맛이나 떫은맛이 나는 증상)으로 나뉜다. 암 수술 후에 화학 치료를 받다가 미각 장애를 자각하고 미각 검사를 통해 이상이 확인된 사람의 60%가 미각 저하와 미각 착오로 괴로움을 호소한다. 이는 단순히 맛을 진하게 하는 조리법으로는 해결할 수 없다. 각각의 환자에게 어떤 맛을 먹을 수 있는지 일일이 확인하는 식으로 대처해야 한다.

내가 만난 환자 중에는 신맛은 그대로지만 단맛이 쓴맛으로 느껴진다거나 쓴맛이 심해졌다고 호소하는 사람이 많았다. 증상이 입 전체가 아닌 반쪽에서만 나타나기도 하는데, 이를 편측성 미각 장애라고 한다. 미각 장애가 있으면 '치약 맛이 이상해서 이를 닦지 못한다', '물맛이 이상해서 약을 먹을 수 없다', '음식을 만들 때 맛을 모르겠다', '음식을 다 먹지 못해서 외식이 줄고, 친구도 만나지 않게 되었다', '미각 장애를 남들에게 알리고 싶지 않은데 먹질 못하니 더 힘들다', '음식을 먹어도 전혀 맛이 나지 않거나 기억과 다르다', '단맛은 느끼지만 당뇨가 있어서 먹기가 꺼려진다'는 등 생활하는 데 여러 어려움이 따른다.

미각은 식사의 시작으로, 시작이 어려우면 먹는 즐거움을 느낄 수 없다. 아프기 전 먹는 것을 좋아했던 사람이 아픈 뒤 삶의 의욕을 잃었다고 말하는 경우도 많이 보았다. 미각 장애가 얼마나 괴롭고 힘든 일인지 드러나는 부분이다. 먹는 식생활을 포기하고 그냥 참는다고 말하는 사람도 있는데, 이는 바람직한 방법이 아니다. 이제부터는 병원에서 영양 관리를 하고 재택 방문을 통해 영양 지도를 하면서 비교적 긍정적인 평가를 받았던 방법들을 소개한다.

미각 장애가 있는 사람을 위한 추천 음식

미각 장애가 있으면 구강 관리가 매우 중요하다. 구강이 건조하면 맛을 느끼기 어렵다. 그러므로 평소에 이와 잇몸의 청결 상태를 항상 유지하고, 혀의 불순물을 제거하며, 입을 자주 헹구는 습관을 들여야 한다.

식사는 먹을 수 있는 음식을 먹는 방법이 제일이다. 그러려면 식욕을 잃거나 놓치지 않아야 한다. 재택 요양을 하는 사람일수록 간단하고 간편한 요리를 선호하는 경향이 있는데, 가능하면 달걀이나 돼지고기, 김, 삶은 채소 등을 추가하여 영양가를 높여야 한다.

제공한 병원식 중 좋은 평을 받았던 음식 중 하나가 된장 요리다. 맛은 느끼지 못하지만 냄새는 맡을 수 있는 사람을 위해 나는 육수를 최대한 활용했다. 디저트에는 참깨와 식초, 허브, 향신료 등을 이용해 먹는 즐거움을 더했다. 접시에 감귤류를 곁들여 먹기 직전에 짜 넣는 것도 방법이다. 산미를 더해 쓴맛을 잡아주는 폰즈 소스나 토마토케첩, 마요네즈도 추천한다.

단맛을 쓰게 느끼는 사람에게는 설탕을 줄인 음식을 제공했다. 음식을 먹을 때마다 모래를 씹는 것 같다고 호소하는 환자에게는 수분이 많은 음식을 줬다. 수분이 적당하고 단맛이 나는 소스나 루를 밥에 섞어 먹으면 비교적 넘기기가 쉽다. 덮밥이나 카레라이스를 추천한다. 수프나 스무디, 즙, 달걀찜처럼 목 넘김이 부드러운 음식이나 아이스크림, 젤리, 푸딩, 세이크 종류도 먹기 쉽다는 평가가 많았다.

재택 요양을 하는 분들을 위해 방문 요양 지도를 하러 가면 나는 컨디션이 좋을 때 맛있는 음식을 찾아보라고 권한다. 지금까지 먹어본 적이 없는 음식을 먹어보는 방법이다. 익숙하지 않은 맛이라 기억과 다르다는 실망감을 주지 않아 효과적이다.

냄새 때문에 먹지 못하는 사람을 위한 조리법

후각 장애로 인해 싫은 냄새가 나는 식재료나 요리가 증가하면 먹을 수 있는 음식이 제한되고, 식단의 선택지도 줄어든다. 이럴 때는 신경 쓰이는 냄새나 요리를 피하기보다는 손질이나 조리법을 달리하여 먹을 수 있는 방법을 최대한 찾아야 한다. 냄새는 음식의 온도에 따라 달라지므로

 조리법 중에는 굽는 것을 추천한다. 굽는 냄새가 식욕을 자극할 뿐만 아니라 구운 요리를 싫어하는 사람은 비교적 적기 때문이다.

주식인 밥 냄새를 견디기 힘들어하는 사람도 있다. 이런 경우에는 주먹밥으로 만들거나 다른 재료를 추가하여 김 등에 싸먹으면 좋다. 주먹밥을 굽거나 볶음밥으로 만들어 먹는 것도 추천한다. 식빵으로 토스트를 해서 먹어도 괜찮다. 병원에서 식빵에 꿀을 발라 얇게 썬 레몬을 올려 오븐에 구운 것을 제공했을 때도 반응이 좋았다.

향신 채소나 향신료로 변화를 주는 방법도 있다. 카레 가루를 넣은 카레볶음밥과 카레라이스는 입맛을 돋우는 데 효과적이다. 생선이나 고기 냄새 때문에 먹지 못하는 사람은 고기완자나 생선완자로 만들어 기름에 튀겨 먹으면 훨씬 낫다. 재료를 만두피에 싸서 튀기거나 국물 요리에 넣으면 냄새를 감출 수 있다.

중요한 것은, 최대한 신선한 재료와 제철 식품을 이용하는 것이다. 손질이나 조리를 할 때 생강이나 파를 넣거나 끓는 물에 살짝 데치면 냄새를 줄일 수 있다. 생선 조림의 경우 양념을 살짝 진하게 하고, 식은 뒤에 냄새가 나지 않도록 해야 거부감 없이 먹을 수 있다. 육수나 간장 냄새가 힘들다면 식혀서 먹는다. 조리할 때 무수분 냄비를 이용하여 재료 본연의 맛을 살리고 소금 간만 살짝 해서 먹는 것도 방법이다.

변비는 체외로 배출되어야 할 변이 충분히, 그리고 시원하게 배출되지 않는 상태를 가리킨다. 변비에는 배변 횟수가 주 3회 미만인 배변 횟수 감소 유형과 과도한 힘주기, 잔변감, 복통, 팽만감 등의 복부 불쾌감을 동반하는 배변 곤란 유형이 있다.

대표적인 변비 증상은 매일 화장실에 가지만 잔변감이 있어 개운치 않은 것과 배변이 충분치 못한 것(소량의 딱딱한 변이 가끔 나오는 상태)이다. 배변 곤란을 동반한 복통과 복부 팽창(복부 팽만감), 고창(위장에 가스가 다량으로 쌓여 배가 부풀고, 두드리면 북을 치는 듯한 소리가 나는 증상), 잦은 가스 배출, 그리고 배변 시 항문 통증 또한 흔한 변비 증상이다. 변비가 심해지면 구역질, 식욕 부진, 두통, 구취 등의 다양한 불편 증상이 나타난다.

암의 직접적인 영향으로는 장이나 복부, 골반 내에 암이 증식하면서 소화관을 압박하거나 좁아져서 변이 통과하지 못하는 것과 암성 복막염으로 장의 연동 운동이 저하되는 것을 꼽을 수 있다. 배변을 자극하는 중추 및 말초 신경계에 장애가 생기거나 암이 뼈에 전이되면서 고칼슘혈증이 생기기도 한다.

변비의 원인으로는 식욕 저하에 따른 식사량 감소(탈수, 식이섬유 부족 포함)와 활동량(운동량) 감소를 꼽을 수 있다. 전신 쇠약 및 근력 저하, 의식 혼란이나 섬망·우울증 등의 정신 상태, 약물 부작용, 병원 화장실처럼 평소에 사용하지 않는 화장실 이용 등도 변비의 원인이 된다. 암이 진행

됨에 따라 일상의 활동이 감소하고 운동량이 줄면 변비가 더 악화된다. 식사 내용에 신경 쓰고 운동량을 늘리는 것이 해결책이다.

식사에서 놓치지 말아야 할 점은 식이섬유가 풍부한 식품을 적극적으로 섭취하는 것이다. 식이섬유는 쉽게 소화가 되지 않기 때문에 변의 수분을 유지하고 장의 움직임을 촉진하여 부드러운 배변을 돕는다. 식이섬유가 풍부한 음식으로는 죽순, 우엉, 버섯류, 곤약, 해조류, 과일, 곡물 등이 있다. 적당한 지방 섭취도 원활한 배변을 돕는다. 지방(유지류)은 장 점막을 자극하고 변이 부드럽게 배출되도록 한다.

충분한 수분 섭취도 중요하다. 물을 적게 마시거나 땀을 많이 흘리면 체내에 수분이 줄어 변이 단단해지고, 배출이 힘들어진다. 아침에 일어나 찬물이나 우유를 마시는 습관을 들여두면 장이 자극받아 배변이 촉진된다. 규칙적인 식사 시간도 배변 리듬에 영향을 끼친다. 규칙적인 세끼 식사는 소화관 운동과 배변을 원활하게 한다.

설사에는 수분과 영양 보충이 필수

병을 치료하는 과정에서 장의 연동 운동이 지나치게 활성화거나 장의 점막이 손상되면서 반복적인 설사가 나타날 수 있다. 이를 막기 위해서는 수분을 적절히 보충하면서 점막이 재생될 수 있도록 영양을 확보해야 한다. 식사 횟수와 간식을 늘리고 천천히 먹는 것도 중요하다.

소화가 천천히 이루어지고 지방과 영양소가 풍부하여 점막 보호에 도움이 되는 음식으로는 우유와 유제품이 있다. 향신료나 알코올, 카페인, 과즙 음료는 당분간 자제하고, 차가운 음식은 자극이 될 수 있으므로 가능하면 데워서 먹는 것이 좋다. 죽에 달걀(에너지원, 단백질원, 주식)과 흰살 생선으로 만든 찜, 두부탕(단백질원, 주요리), 미소된장국을 추가하면 부담 없는 식단이 된다. 부드럽게 삶은 면에 두부와 닭고기, 생선찜, 삶은 채소를 먹어도 영양적으로 좋다. 수분 보충을 위해서는 미네랄과 당분이 함유된 스포츠음료를 이용한다. 냉장고에 넣지 말고 상온에 두고 조금씩 마시는 것이 좋다.

입안이 아픈 사람을 위한 추천 요리

구내염은 점막염을 비롯하여 입안의 모든 곳에서 생기는 염증을 총칭하는 말이다. 병을 치료하는 과정에서 이러한 염증이 2차 감염이나 전신 감염으로 이어져 합병증을 초래하는 경우가 꽤 있다. 예를 들면 입안의 잡균으로 인해 흡인성 폐렴이 발생하면서 항암제 투여 감소나 중지, 방사선 치료의 연기나 중단 등의 상황이 발생하는 경우다. 이렇게 되면 원래 치료하던 질환의 치료를 예정대로 진행하지 못할 수 있다. 이를 막기 위해서는 구내염을 악화시키지 않으면서 체력을 회복할 수 있는 식사를 충실히 해야 한다.

구내염의 통증 정도는 사람마다 다르다. 요구르트나 바나나의 산미만으로도 자극을 느껴 먹지 못하는 사람도 있고, 수분이 많은 음식이나 드

레싱, 차가운 식품에 통증을 느끼는 사람도 있다. 뜨거운 음식이나 차가운 음식을 먹을 때 통증을 느낀다면 조리 후에 바로 먹지 말고 조금 두었다가 상온 상태에 가까워졌을 때 먹으면 된다.

딱딱한 음식이 상처에 닿아 통증을 유발할 수도 있다. 이럴 때는 죽이나 수프 같은 부드러운 음식으로 대체하는 것이 좋다. 심한 경우에는 죽을 믹서에 한번 더 갈아서 먹어도 된다. 뜨거운 물만 부으면 죽이 되는 분말을 건강식품 매장에서 구매하여 이용하는 방법도 있다. 에너지를 제공하는 밀크 젤리나 치즈, 무스도 부드러워서 괜찮다.

수프나 조리한 음식을 페이스트로 만들어 젤리처럼 굳히는 방법도 있다. 소면과 장국을 함께 젤리처럼 굳혀 한입 크기로 잘라 편하게 먹는 방법도 고려해 보라.

병원식으로 제공했을 때 긍정적인 평가를 받았던 음식은 달걀에 게살과 채소를 함께 넣어 부친 전, 전분 물을 살짝 끼얹은 볶음밥, 참마를 갈아 넣은 메밀국수였다. 흰살 생선찜도 인기가 많았다. 치아에 잘 들러붙는 감자나 단호박, 시금치는 수프나 포타주로 만들어 먹으면 편하다.

침 분비를 자극하는 다시마물

입술이 아프면 음식을 먹을 때 염분이나 산미가 닿아 통증을 느낄 수 있다. 이럴 때는 양념을 약하게 하거나 재료를 잘게 썰어서 최대한 자극을 줄여야 한다. 입안이 건조해서 먹기 힘든 환자에게는 국물 요리를 꼭 함께 제공한다. 입안이 건조하면 입안에 단맛이 남기 쉬우므로 단맛이 강한 음식은 피하는 것이 좋다. 수분이 많은 무즙이나 마즙, 한천으로 굳힌 음식, 빙수나 젤리류는 먹기 수월하다. 귤이나 사과 통조림을 얼려서 셔벗으로 만들거나 사과 또는 오렌지 주스를 젤리로 만들어 먹어도 맛있다.

이와 함께 '다시마물'을 추천한다. 감귤류의 신맛은 침 분비를 촉진하지만 건조하고 까끌한 입에는 자극적이다. 하지만 다시마물의 감칠맛(글루탐산)은 부드러운 자극으로 침이 분비되는 시간을 오래 지속시켜 준다. 게다가 만들기도 쉽다. 잘게 자른 다시마 30g을 물 500ml에 하룻밤 동안 담가두기만 하면 된다. 입 마름이 느껴질 때 입에 물고 있다가 뱉어내면 혀가 다시마의 감칠맛을 감지하여 입안 점막에 있는 침샘의 침 분비 스위치를 켜준다.

치료 중 영양 관리 팁

병에 대한 진단이 내려지고 치료가 시작되면 세 시기로 나누어 각각의 시기에 맞는 영양 관리를 해야 한다.

첫 번째는 '적극적 치료기'이다. 이 시기에는 선택한 치료를 완수할 수 있도록 체력과 면역력을 유지하는 것을 목적으로 영양 관리를 해야 한다. 예기치 못하게 '먹지 못하는' 상황이 발생할 수도 있는데, 그렇다고 해서 먹고 싶은 음식을 아무 때나 먹어도 되는 시기는 아니다. 치료를 마치고 예전의 생활로 돌아가기 위해 음식 형태를 먹기 쉽게 조절하면서 충분한 영양을 섭취하는 데 신경 써야 한다. 그리고 퇴원한 후에는 최대한 빨리 체력을 회복할 수 있도록 식사에 집중해야 한다. 특히 첫 번째 입원은 인생을 점검하기 위해 잠시 돌아가는 길이다. 입원이 두 번, 세 번 반복되지 않도록 영양을 충분히 섭취하고, 자신의 평소 생활 습관을 점검하고 개선해야 한다.

두 번째는 '만성적 요양기'이다. 병이 재발하거나 전이되면서 치료가 시작되는 단계이다. 체력이 약해지는 것이 느껴지는 시기로, 이때는 보통 병을 극복하기 위해 자신이 할 수 있는 일이나 다른 치료 방법은 없는지 등을 알아보면서 삶에 대한 의지를 세운다. 자신의 몸 상태에 맞는 영양 관리를 하는 동시에 영양관리사나 간호사에게 솔직한 심경을 털어놓고 달성할 수 있는 현실적인 목표를 세우는 시기이기도 하다. 목표를 세우는 것은 큰 의미가 있다. 목표가 있는 환자는 그렇지 않은 환자에 비해 강인하기 때문이다. 목표가 있어야 긍정적인 자세로 치료나 재활에 임할 수 있다.

마지막은 '임종기'이다. 이때는 먹지 못하는 상태가 되어도 자연스럽다. 적극적인 영양 관리는 하지 않더라도 불안정한 식사에 대해 영양관리사와 상담할 수 있다. 먹고 싶은 음식을 먹고 싶을 때 먹으면 되는 시기로, 환자가 조금이라도 입에 넣은 한 입이 마지막이 되는 경우가 많다. 가족이나 주변인의 입장에서는 '먹고 싶지 않다'는 환자의 신호를 받아들이는 자세가 중요하다. 일정 단계가 지나면 영양과 수분이 환자에게 부담이 되기 때문이다. 몸이 영양과 수분을 받아들이지 못해서 그렇다. 노인의학 전문가들은 이 시기에 환자가 음식과 물을 끊고 배설을 마치는 모습이 마치 자기 자신을 정화하고 떠나는 것 같다고 말하기도 한다.

암 치료 중에는 심리적 요인, 치료 부작용, 수술에 따른 연하 기능 장애, 식욕 부진 등으로 인해 먹지 못하는 다양한 문제가 발생하고, 이것이 (암 관련성) 저영양으로 이어진다. 암이 진행될수록 암세포가 방출하는 물질의 영향으로 전신의 에너지 대사 장애가 발생하는 것이다. 이 물질은 에너지 필요량을 증대시키는 성질이 있어서 대사 이상과 필요 에너지 증대를 동시에 유발하기도 한다. 그 결과 체내에 비축된 골격을 움직이는 근육(골격근)이나 지방을 속속들이 분해하여 에너지를 생산하게 한다. 하지만 식욕 부진으로 먹지 못하다 보니 환자의 에너지 섭취량은 감소한다. 이러한 요인들이 복잡하게 얽히면서 체중 감소와 추가적인 식욕 부진, 빈혈, 전신 쇠약 등을 일으키는 합병증에 따른 저영양(암 유발성 저영양) 상태에 이르게 된다. 이를 '악액질(종말증)'이라고 하며, 체력과 활동 능력을 빼앗는 원인이다. 일반적으로 암 관련성 저영양이 생기고 식사량과 체중이 감소한 상태로 병이 진행되면서 암 유발성 저영양으로 발전하는 경우가 많다.

체중이 감소하여, 가령 옆에서 가족이나 돌봄 관리사가 도와주지 않으면 의자에서 일어나지 못하거나 어깨뼈 아래쪽이 살이 잡히지 않을 정도로 말랐다면 위험한 상태이다. 영양 관리를 해도 체력 소모가 심해서 따라잡지 못하는 상황이라고 봐도 된다. 그래서 암은 초기부터 영양 관리가 필요하다.

암뿐만 아니라 다른 질병에 걸려도 초기부터 치료와 연계된 영양 관리는 매우 중요하다. 영양 관리와 관련해서 페이스트 식사에 관해 오해가 많은데, 오해를 풀기 위해서는 위루관에 대해 정확하게 이해할 필요가 있다.

'페이스트 식사'는 병원이나 요양 시설 등에서 제공하는 식사 형태의 하나이다. 먹는 기능이나 소화 흡수 능력이 떨어진 환자가 영양을 충분히 섭취할 수 있도록 음식을 먹기 쉬운 형태로 바꾼 것이라고 생각하면 쉽다. 페이스트 식사는 죽이나 풀처럼 보이는 모습 때문에 맛이 없거나 이유식 같다는 오해를 많이 받는다. 그러나 페이스트 식사는 음식에 어울리는 육수를 첨가하고 맛을 내기 위한 정성이 더해진 요리로, 실제로도 매우 맛있다.

페이스트 식사나 젤리 식사의 장점은 환자 상태에 맞춘 최적의 식사로, 부담 없이 영양을 섭취할 수 있다는 데 있다. 환자가 거부하지 않고 열심히 먹으면 하루라도 빨리 이전 식사로 돌아갈 수 있다.

'위루관'에 대한 오해도 풀고 넘어가려 한다. 한때 부적절한 사용으로 언론의 비난을 받은 적이 있다 보니 정확한 이해 없이 위루관은 싫다고 완고하게 거부하는 환자도 있다. 하지만 위루관이나 비위관 등을 이용한 경관 영양은 입으로 먹을 때와 동일하게 장을 움직이게 하는 경장 영양이다. 특히 장 내 면역 기능의 저하를 예방한다는 장점이 있는 영양 섭취 수단이다.

입을 통해 먹기가 곤란할 때 음식을 섭취하지 않으면 몸이 쇠약해진다. 경관 영양은 이 때문에 실시하며, 이를 통해 자리에 앉아서 식사할 수 있는 체력을 회복하는 동시에 먹고자 하는 의욕과 먹는 기능을 회복하는 데 목적이 있다. 의사가 경관 영양을 권유하면 장점과 기간, 위험성, 먹는 기능 회복을 위한 관리 방법 등에 대해 자세히 확인한 뒤 받아들이는 것이 좋다.

재택 요양 시 영양을 지키기 위한 방법

최근에는 입원 기간은 짧아지고 통원 치료 기간은 길어지는 경향이 있다. 퇴원이 결정되면 환자와 관련된 의료 및 간호 스태프가 재택 요양 방법에 대해 자세한 설명을 해준다. 이때 식사에 어려움이 생기면 누구에게 상담하면 되는지 질문하고, 담당자를 지정해 달라고 요청하거나 연락처를 확인해 두는 것이 좋다. 입원 중 식사 때는 문제가 없었는데 집에서 요양을 시작하면서 문제가 생기는 경우에 대비하기 위함이다. 그리고 당연한 말이지만 투병 중의 영양 관리는 진단 시점부터 지속적으로 이루어져야 한다.

사정상 매번 병원을 방문하거나 문의하는 게 어렵다면 집 근처에 있는 보건소를 활용하는 것도 방법이다. 보건소에는 전문가가 상주하고 있어서 체중이 줄었을 때의 식사법, 먹지 못하는 상황이 생겼을 때의 대처법 등을 상담하고 배우는 장소로 활용하기 좋다. 단, 이런 정보는 퇴원 후에 찾기보다 가능하면 퇴원 전에 찾아두거나 퇴원하면서 알아두는 것이 좋다. 시설이나 기관에 대한 구체적인 정보를 알고 있으면 마음이 든든하고 재택 요양을 해도 안심할 수 있기 때문이다. 만일의 상황에 대비하여 주변 산책이나 지도 검색을 통해 가까운 곳에 어떤 시설이 있는지 평소에 알아두도록 하자.

요양, 돌봄을 지원하는 조력자를 만들어라

재택 요양이 결정되면 컨디션이 나쁘지 않을 때 집 주변에 스포츠음료나 유제품, 단백질 보충 파우더 등을 판매하는 매장 위치를 알아두는 것이 좋다. 음식의 형태를 조정해 놓은 돌봄식을 판매하는 곳이 집 주변에 있다면 더 좋다. 케어푸드라고도 불리는 돌봄식은 대형 마트나 노인 복지 시설, 요양원, 병원, 약국 등에서 판매하고 있다. 언제든 먹을 수 있는 캐러멜이나 영양가가 높은 개별 포장 비스킷, 시리얼 등도 준비해 두면 도움이 된다. 가족이나 친구와 함께 가까운 슈퍼마켓이나 약국, 편의점에 가서 경구 영양 보조식품의 위치를 미리 확인해 두는 것도 요령이다.

혼자서 물건을 사러 가지 못하고 부득이하게 누군가에게 부탁을 해야 하는 날도 있을 것이다. 이럴 때에 대비하여 도와줄 수 있는 가족이나 밀을 수 있는 친구에게 부탁해 놓는 것도 좋다. 역시나 함께 가까운 슈퍼마켓이나 약국, 편의점에 가서 경구영양 보조식품의 위치를 확인해 두면 안심이다.

이 밖에도 재택 요양 중에는 관공서나 은행 방문 등 생활상의 외출이 힘들 때에 대비하여 개인적인 사정이나 건강 상태를 이해하고 지원해 주는 '조력자'가 있으면 도움이 된다. 미리 누군가에게 당부해 두면 안심할 수 있다.

마음과 달리 요리를 하지 못하는 상황이 생길 수도 있다. 앞서 설명한 식욕 부진, 미각과 후각 장애가 원인인 경우가 대부분이지만 다른 이유로도 식사 준비가 힘들어질 수 있다. 이를테면 병에 따른 부작용으로 손이 저려서 물건을 잡지 못한다거나 감각이 둔해져서 칼을 사용하기 어렵다거나 피부가 짓물러 손에 물을 묻힐 수 없어서인 경우 등이다. 이런 경우에는 몸 상태가 괜찮을 때 또는 조력자의 도움을 받아서 간단하게 이용할 수 있는 식재료를 미리 손질하여 냉동실에 보관해 두면 유용하다. 채소를 데쳐서 소분해 두었다가 국수나 된장국 등에 넣어 영양을 업그레이드하는 방법도 있다. 냉동해 두었던 채소를 버터에 볶아 밑반찬과 함께 먹거나 레토르트 식품에 채소를 추가해 먹는 것도 좋다. 미트볼이나 미니 함박스테이크, 그라탱도 간편하게 먹을 수 있다. 예를 들면 미니 함박스테이크(단백질원)에 소분해 둔 냉동 시금치(채소)를 꺼내 파스타(에너지원)에 추가하는 식이다. 고기 완자(단백질원)와 만두피(만두피=탄수화물이므로 에너지원), 그리고 소분해 둔 냉동 청경채(채소)를 수프에 넣어 먹어도 된다.

이런 방법으로 전자레인지와 전자레인지에 넣을 수 있는 용기만 있으면 빠른 시간 안에 밥상을 차릴 수 있다. 제철 채소(브로콜리, 당근, 단호박, 무, 순무, 고구마, 표고버섯 등)를 전자레인지에 돌려 소스에 찍어 먹는 방법도 있다. 마요네즈에 케첩이나 고추냉이 등을 추가해도 맛있는 소스가 완성된다. 전자레인지를 잘 이용하면 어패류나 육류, 베이컨, 시판용 만두를 주요리로 활용할 수 있다. 70쪽에서 소개한 '뚝딱 만드는 촉촉 치킨'과 삶은 채소를 접시에 담아 마치 식당에서 먹는 것처럼 즐기는 방법도 있다.

보온 냄비나 압력솥을 이용해 간단하게 카레나 스튜, 고기 감자조림 등을 만들 수도 있다. 앞에서 설명한 대로 냄비에 바로 넣어 채소를 갈 수 있는 막대형 믹서도 유용하다. 채소를 냄비에 넣고 부드럽게 삶은 다음 막대형 믹서로 갈아서 수프나 포타주 형태로 만들어 먹으면 쉽고 간편하다.

가족의 식사 준비가 힘들 때는 솔직하게 심정을 전하고 함께 해결해야 한다. 전골 요리는 재료만 준비되면 냄비 하나로 온 가족의 식사를 해결할 수 있다. 채소와 고기, 생선, 대두 제품(두부, 유부 등), 그리고 주식으로 밥이나 우동, 라면을 넣으면 영양 면에서 완벽한 한끼 식사가 된다.

항암 치료나 방사선 치료는 매우 힘든 과정이다. 치료를 마치고 나면 체력이 저하될 수밖에 없다. 이때 체력과 근력을 유지하려면 가벼운 운동과 함께 식사 시간을 적절하게 배치하는 것이 중요하다. 체력과 근력이 떨어져 있는 상태에서는 평소보다 빠르게 걷거나 간단한 청소, 계단 오르기 정도로도 충분한 운동이 된다. 몸을 움직이되 음식은 평소보다 '조금 더' 먹을 것을 권한다. 이때 조금 더 섭취해야 하는 영양은 에너지원과 단백질원이다. 주먹밥이나 달걀, 샌드위치 정도가 좋다. 달걀이나 햄을 듬뿍 넣은 감자샐러드, 롤빵과 우유, 주스와 치즈 등을 추가로 섭취하는 것도 괜찮다.

운동을 마치고 식사를 시작하기까지 시간이 길어지면 피로감이 올라와서 제대로 먹지 못할 수 있다. 그러므로 몸을 움직인 뒤에는 바로 수분을 보충하고 소비한 에너지를 채워줄 수 있는 간식을 먹어야 한다. 식욕이 없고 평소보다 덜 먹었다면 영양 보조 식품(ONS, Oral Nutrition Suppleement)을 활용하는 것도 방법이다. 주치의에게 제대로 먹지 못해서 체중이 줄었다고 말한 뒤 처방약을 받아 복용할 수도 있다. 약국에도 다양한 상품이 구비되어 있으니 상담을 통해 선호하는 맛이나 타입을 골라도 된다.

냄새나 맛이 강해서 먹기 힘들 때는 차갑게 하거나 인스턴트커피, 진한 홍차, 우유와 함께 먹으면 비교적 수월하게 먹을 수 있으니 다양한 방법을 시도해 보기 바란다. 한 번에 다 먹지 못할 때는 냉장고에 넣어 두고 여러 번에 나눠 먹어도 된다. 단, 냉동하면 맛이 떨어진다는 단점이 있다. 약이 아니므로 매일 정해진 양을 의무적으로 먹어야 한다는 부담은 갖지 말고 평소보다 활동량이 많은 날이나 식사량이 적은 날에 추가로 섭취하면 된다.

치매 환자의 식사를 돕는 방법

치매는 누구나 걸릴 수 있는 질환이다. 그런 만큼 치매에 대한 올바른 이해가 필요하다. 이미 알고 있다면 복습하는 마음으로 읽어 주기 바란다.

먼저 치매는 '인지 기능 저하'와 동일한 의미가 아니다. 인지 기능이 떨어지는 질환에는 알츠하이머병이나 레비소체병(신경세포내 알파시누클레인이라는 이상 단백질의 축적으로 발생하는 신경병성 질환), 뇌졸중처럼 뇌세포가 사멸하는 질환과 정상압 수두증이나 비타민 B_1, B_{12} 결핍증, 갑상선 기능 저하증처럼 뇌세포의 사멸을 동반하지 않는 질환이 있다. 이 중 뇌세포의 사멸을 동반하지 않는 질환은 치료를 통해 인지 기능을 회복할 수 있다. 따라서 인지 기능 저하를 치매와 혼동하지 않으려면 정확한 지식을 가지고 있어야 한다.

그렇다면 치매란 무엇일까? 치매란 한 번 정상적으로 발달한 인지 기능이 어떤 이유에서인지 지속적으로 저하되어 생활에 장애가 발생한 상태를 말한다. 즉 인지 기능이 저하했어도 주변의 지원이나 적절한 돌봄을 통해 생활이 유지되고 본인도 안심하고 지낼 수 있다면 치매가 아니다. 물론 이것이 간단한 일은 아니다. 그렇기에 평소에 건강하고 충실한 식생활을 유지하는 것은 치매를 예방하는 중요한 방법 중 하나라고 할 수 있다.

종종 부모나 가까운 고령자의 식생활을 돌보는 과정에서 치매를 발견하기도 한다. 냉장고에 같은 음식이 쌓여 있다거나 유통 기한이 지난 식품이 늘었다거나 탄 냄비가 여러 개 있다거나 갑자기 요리를 하지 않는다거나 물건을 구입할 때 지폐만 써서 지갑에 잔돈이나 동전이 가득한 경우라면 의심해 봐야 한다. 만약 부모나 가까운 고령자에게서 이런 상황을 보았다면 병원이나 돌봄 시설과 연계하여 노인의 생활 안전을 생각해야 한다.

치매 환자를 위한 실질적 대안과 정책 만들어져야

나는 오쓰마여자대학교에서 강의를 시작한 후 10년 동안 신주쿠의 도야마 단지에 있는 생활 보건실에서 배식 활동을 해오고 있다. 주민의 고령화율이 50%를 웃도는 단지라서 식사 모임에 참가하는 사람들 대부분이 요양 등급을 받은 상태이고, 인지 기능이 저하된 사람도 적지 않다. 하지만 지금까지 이 식사 모임에서 문제가 생긴 적은 한 번도 없다. 역시나 다른 모임에서도 '먹는 법'을 잊은 고령자를 만나 본 적이 없다.

나는 어르신들에게 간단한 식사 준비나 배식을 부탁하고, 함께 모여서 밥을 먹고 이야기를 나누면서 치매 환자가 생기를 되찾는 장면을 여러 번 목격했다. 요양보호사에게 거의 안기다시피 하여 참석한 사람도 식사라는 짧은 교류를 통해 다시 활력을 찾는 모습을 보았고, 여러 번 감동했다.

그분들의 일상 전반을 돌보는 역할이 아닌지라 내가 비교적 문제가 없는 모습만 봤을지도 모른다. 하지만 치매로 사람이 완전히 바뀐다고 생각하지는 않는다. 나이가 들면 누구나 그렇게 될 수 있다. 하지만 고령자가 평온한 일상을 보낼 수 있고 없고는 돌봄과 환경의 영향이 크다.

앞으로 치매 환자는 더더욱 증가할 것이다. 사회의 성숙도에 따라서 많은 노인의 행복과 불행이 좌우된다. 허울 좋은 말만 앞세울 것이 아니라 치매 환자가 안심하고 지낼 수 있는 실질적인 정책이 만들어지고 실행되어야 한다.

치매 환자의 식사를 돕다 보면 먹지 못하는 문제 외에도 식사를 중단한다거나 먹지 말아야 할 것을 먹으려 한다거나 접시를 핥는다는 등의 다양한 문제 행동에 직면하게 된다. 하지만 이런 가운데서도 방법은 있다. 제철 식재료나 색감이 선명한 음식을 이용하는 것도 방법 중 하나이다. 예를 들면 가지의 보라색이 돋보이도록 기름에 튀기는 방법으로 식욕을 돋울 수 있다. 정보량이 많아서 음식을 인지하기 어려워하는 사람에게는 그릇 수를 줄이거나 일품요리로 제공한다. 요리를 좋아했던 사람에게는 조리법이나 식재료에 관해 자세히 설명한다. 서로 신뢰하는 관계를 유지할 때 밝은 분위기 속에서 즐겁게 식사할 수 있고, 맛있다는 말도 나올 수 있다.

돌봄이 가족만의 부담이 되어서는 안 된다. 치매 환자가 안심하고, 사람들과 교류하고, 맛있는 음식을 먹으면서 대화를 나눌 기회가 많아져야 한다. 많은 노력이 필요한 때이다. 그러한 노력을 나도 계속해서 이어가려 한다.

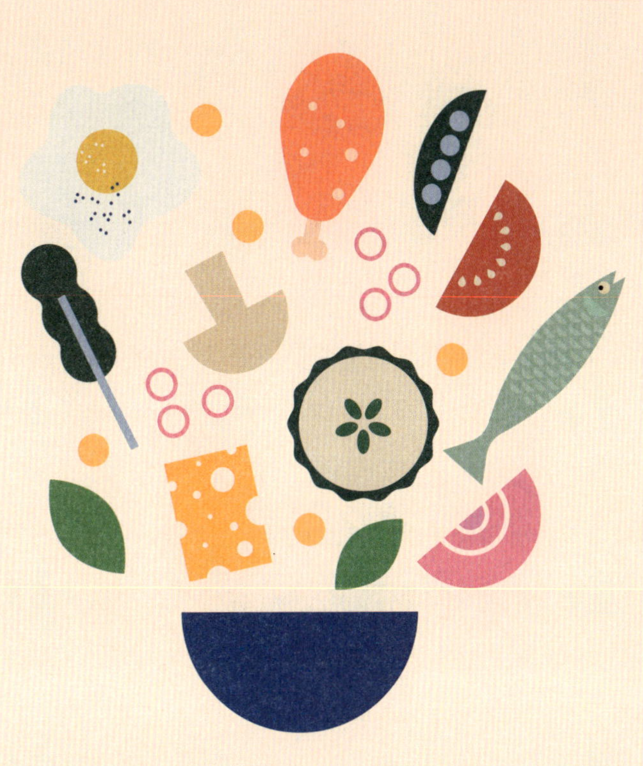

끝까지 읽어 주신 독자 여러분에게 감사드린다. 여러분이 건강하게 천수를 누리고 백년 영양을 이루는 데 이 책이 여러 순간에 조금이나마 도움이 된다면 더없이 기쁠 것이다.

의료 분야에서 영양 관리는 다소 이단적인 존재이다. 왜냐하면 의료는 과학적인 근거를 제일로 생각하고, '죽지 않게 하는 것'을 최우선 과제로 삼는 분야이기 때문이다. 하지만 영양 관리는 병에 걸리기 전부터 시작해서 병중은 물론 병후까지 계속된다.

음식을 먹지 못하던 사람이 먹게 되는 '계기 음식'에 대해 앞에서 설명했지만 이를 과학적으로 증명하기란 쉽지 않다. 식생활은 살아 있는 동안 계속되고, 사람을 살게 하는 것이기 때문에 과학으로 설명하기 어려운 일도 일어난다고 생각한다. 어떤 의미에서 보면 기적이라고도 할 수 있다.

이 부분이 의료계에서 이단이라고 말하는 이유이다. 물론 과학적인 근거에 기반한 영양 치료법도 있다. 하지만 동시에 과학만으로는 설명할 수 없는 부분도 존재한다. 그리고 자가 관리에서는 과학에 근거한 치료법보다 나에게 맛있는 음식을 선택하는 쪽이 더 실행하기 쉬울지도 모른다.

나에게 맛있는 음식을 선택하는 데 도움이 되는 방법이 있는데, 바로 '추억이 담긴 음식'의 수를 늘리는 것이다. 사람들은 대개 균형 잡힌 식사를 보고 '맛있다'고 평가하는데, 이런 일반적인 평가와는 별도로 지극히 '개인적인' 이야기에 의해서 맛이 결정되기도 한다. '맛있다'고 하는 한 개인의 특별한 경험은 음식의 맛이나 식감, 정보보다 중요하고 앞설 때가 많다. 예를 들면 운동회 날 엄마가 싸준 김밥, 주말 아침 아빠가 만들어준 볶음밥, 생일에 받은 생일상, 할머니가 만든 시골 음식, 처음으로 만들어본 카레, 직접 캔 고구마로 만든 군고구마 등이 그것이다. 나이가 들어서도 웃으면서 말할 수 있는 '이야기'가 있는 음식이고 식사이다.

이처럼 '이야기가 있는 음식'은 영양관리사도 포기할 정도로 심각한 식욕 부진을 한순간에 날려버리는 놀라운 힘이 있다. 인간은 먹어야 사는 동물이기에 어느 때고 조건 없이 먹을 수 있는 '이야기가 있는 음식'은 말하자면 최강의 음식이다. 영양을 따지기 전에 먹지 않으면 아무것도 시작되지 않는다. 그래서 먹지 못하는 상황이 발생하기 쉬운 인생의 후반부를 위해 반드시 이야기가 있는 음식을 늘려야 한다. 어린 시절이나 청춘으로 기억되는 시절을 떠올려보면 잊고 있던 이야기가 있는 음식이 더 있을지도 모른다. 그 음식들을 발굴하자. '첫 데이트 때 무엇을 먹었지?', '첫 월

급으로 어떤 음식을 먹었더라?', '어버이날에 무엇을 먹으러 갔었지?' 등을 떠올려보면 쉽다.

마지막으로 내가 사람들에게 식생활의 중요성을 알리고 식사를 지원하는 일을 하고 싶다고 결심하게 된 계기를 소개한다. 내 어머니는 어려서부터 내가 음식에 관심이 있다는 사실을 알아차리고 영양에 대해 배울 수 있는 길로 이끌어 주었다. 어느 날 나는 텔레비전의 요리 프로그램에 나오는 햄버거를 만들어 보고 싶다는 마음에 콩을 가는 맷돌에 당시로선 귀했던 고기를 갈았다. 내가 살던 산골 마을에는 다진 고기를 파는 가게가 없었고, 나는 집에 있던 도구로 실험한 것이다. 물론 실패했다. 어머니는 어이없어하면서도 "잘 먹는 입이네"라고 말하며 웃어주셨다. 그 말과 웃음을 나는 음식과 관련된 일을 하면서 살아가도 된다는 뜻으로 받아들였고, 결국 그렇게 되었다. 아버지는 농업학교를 졸업하고 임업에 종사하셨다. 와규의 종자소를 키우고, 쌀을 재배하는 것을 자랑으로 여기시는 분이었다. 내가 시마네대학 의학부 부속병원에 근무할 때 아버지가 산에서 나무를 베다가 다쳐서 실려온 적이 있다. 피투성이가 된 얼굴에 붕대를 감고 나를 보면서 온전한 육신으로 낳아주셨는데 무덤까지 가져가지 못해서 죄송하다는 말을 되풀이했다. 그 말을 듣고 영양관리사로서 사람이 마지막까지 건강할 수 있도록 식생활을 지원하겠다는 사명을 가슴에 새겼다.

아버지는 인지 기능이 저하된 어머니를 위해 빨리 회복해서 돌아가겠다는 결심을 하고 열심히 병원식을 먹으면서 건강을 회복했다. 먹을 수 있는 음식이 페이스트식뿐이라도 주식과 주요리가 있으면 영양이 된다. 아버지는 이를 이해했다. 하지만 몇 년 뒤 췌장암으로 1개월의 여명을 선고받고 입원했을 때는 거의 식사를 하지 못하셨다. 나는 식욕이 없는 아버지를 배려하여 먹기 쉬운 젤리와 과일, 영양제로 식단을 구성했는데, 이를 본 아버지는 안타깝게도 먹기를 포기하셨다. 아버지가 생각한 식사는 주식과 주요리, 반찬과 국으로 구성된 식단이었다. 이 경험은 식생활을 지원하고 싶다는 다짐을 더욱 굳건하게 해주었다.

나는 인생의 마지막까지 사람들이 맛있게 음식을 먹을 수 있도록 작은 힘이나마 보태고 싶다. 의료와 돌봄 속에서 가볍게 취급되는 '식사의 즐거움'이 왜 중요한지 알리고 행동에 옮기려 한다. 이런 사명감의 씨앗을 나에게 심어준 부모님께 진심으로 감사드린다. 나 역시 앞으로도 잘 먹고 건강하게 지낼 생각이다. 독자 여러분도 모쪼록 평생 맛있게 먹고 건강하기를 바란다.

가와구치 미키코

백년 영양

초판 1쇄 발행일 2026년 2월 25일

지은이 가와구치 미키코
옮긴이 김동연
펴낸이 유성권

편집장 윤경선
편집 김효선 조아윤　　　**홍보** 윤소담　　　**디자인** 박채원
마케팅 김선우 강성 최성환 박혜민 김현지
제작 장재균　　　**물류** 김성훈 강동훈

펴낸곳 ㈜이퍼블릭
출판등록 1970년 7월 28일, 제1-170호
주소 서울시 양천구 목동서로 211 범문빌딩 (07995)
대표전화 02-2653-5131　　　**팩스** 02-2653-2455
메일 loginbook@epublic.co.kr
블로그 blog.naver.com/epubliclogin
홈페이지 www.loginbook.com
인스타그램 @book_login

로그인 은 ㈜이퍼블릭의 어학·자녀교육·실용 브랜드입니다.